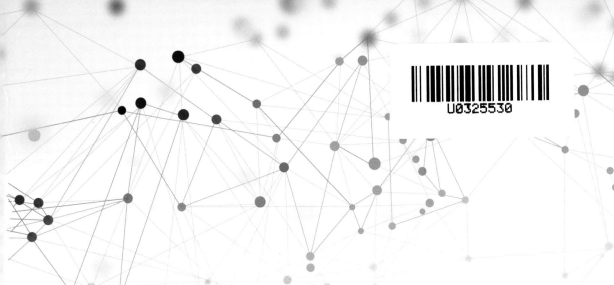

小颜整骨术
——骨相美人

主编 王红锦

江西科学技术出版社

图书在版编目（CIP）数据

小颜整骨术：骨相美人 / 王红锦著. -- 南昌：江
西科学技术出版社，2023.4

ISBN 978-7-5390-8516-6

Ⅰ．①小… Ⅱ．①王… Ⅲ．①整形外科手术 Ⅳ.
①R622

中国国家版本馆CIP数据核字(2023)第006816号

国际互联网（Internet）地址：

http://www.jxkjcbs.com

选题序号：ZK2022422

小颜整骨术——骨相美人 　　　　　　　　　　　　　　　　　　　王红锦　著
XIAOYAN ZHENGGU SHU —— GUXIANG MEIREN

出版 发行	江西科学技术出版社
社址	南昌市蓼洲街 2 号附 1 号
	邮编：330009　电话：（0791）86623491　86639342（传真）
印刷	武汉楚商印务有限公司
经销	各地新华书店
开本	787mm×1092mm　1/16
字数	180千字
印张	12.25
版次	2023年4月第1版
印次	2023年4月第1次印刷
书号	ISBN 978-7-5390-8516-6
定价	198.00元

赣版权登字-03-2023-6

前言

人体的颅骨位于脊柱上方，是由二十三块形状和大小不同的扁骨以及不规则骨组成的（中耳的三对听小骨未计入）。随着年龄的增长，人体肌肉筋膜会松弛、下垂，骨骼与骨骼之间的缝隙也在不断增大，出现左右脸的不对称；由于长期的不良生活方式，人体颧骨变高，下颌骨变宽，导致面部骨骼突兀、面部线条生硬，出现骨骼间隙，从而导致骨骼歪斜，出现面部歪斜、大小脸、衰老等问题。

针对上面问题，我们可以通过专业的手法，把骨骼间的缝隙变小，降低颧骨，收窄下颌骨，让整个面部骨缝变小，达到瘦脸塑形的效果，这一过程称为小颜整骨术。小颜整骨术调整完骨骼后，还可以改善面部皮肤层的血液循环，促进淋巴代谢，减轻面部水肿，进一步增强美容塑形的效果。

小颜整骨术是中国的中医推拿术传入日本后，日本又结合了西方的人体解剖学、生物力学、审美学，根据人体骨骼和筋膜生理特点，采用特定的手法，针对非损伤性、非疾病性的骨骼和筋膜进行矫正和塑形，调整面部骨骼间隙、筋膜塑形、改变脸型和消除皱纹的一种无创整骨美容塑形法。

随着人们对健康、美丽的需求越来越高，我们团队精益求精，不断学习、融合和创新，将现有的小颜整骨术与传统的面相学、现今流行的面部瑜伽相结合，并将这项技术分享给大家，希望能够给大家带来健康、美丽和幸福。

作者简介

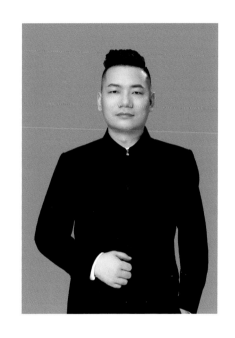

王红锦

产后康复技术体系研发人

人体结构与功能医学倡导者

中医骨骼形体矫正技术研发人

北京盛世泰禾医学研究中心院长

CCTV"影响力对话"栏目特邀嘉宾

　　王红锦自幼学习中医文化，曾到世界各地研习进修，后又拜国医大师石学敏院士、韦贵康教授为师。王红锦在中医骨骼形体矫正、产后恢复方面有很高的造诣，带领专家团队研发出中医手法矫形技术体系，参与主编《临床骨科学》《徒手整形实用技术》《骨盆平衡矫正术》《产后康复技术指南》等图书，多次带领专业代表团出访韩国、日本、法国、德国、瑞士，传授中医手法矫形技艺，获得行业内外的一致称赞和好评。

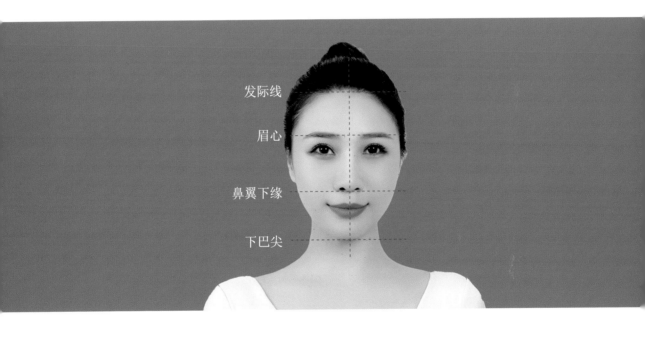

第五章　面部美容塑形

第三章　小颜整骨术前的准备工作

第四章　头面部小颜整骨术

目 录

第一章 面部美学标准

第二章 头、面、颈部解析

第一章
面部美学标准

美是能够愉悦人的感官和心理的客观存在，但美的标准却受到诸多因素的影响，如不同地域、种族、历史及文化背景。从美学角度上看，均衡、协调是美的基本要素。

面部的美，主要是指脸型和五官的比例是否协调，中国的"三庭五眼"和国际上通用的面容"黄金分割"——1∶0.618即是检验这一比例的标准。我们所说的东方美人脸：鹅蛋脸和瓜子脸就与这两大标准十分贴近，因此，这两种脸型又被称为标准脸型。一般来说，理想脸型的长宽比应是34∶21。美学家用黄金分割法分析人的五官比例，以"三庭五眼、四高三低、东方美人一条线"作为审美标准，这也是传统的面部整体审美观。

第一节　脸型分类和相貌差异

一、脸型的分类

脸型是指面部的轮廓。脸的上半部是由上颌骨、颧骨、颞骨、额骨和顶骨构成的圆弧形结构，下半部取决于下颌骨的形态。当代审美认为女子脸型以鹅蛋脸和瓜子脸为标准脸型，男子以国字脸为标准脸型。

脸型可以通过不同的分类方法进行分类，正看和侧看，下面是常见的脸型分类法。

1. 正看脸型

（1）椭圆形脸

也称鹅蛋形脸。椭圆形脸是最理想的脸型，特点是额头与颧骨等宽，同时又比下颌稍宽一点，脸宽约为脸长的三分之二，这种脸型清秀、端正、典雅，是中国传统审美中的最佳脸型，也是理想的脸型之一。（图1-1）

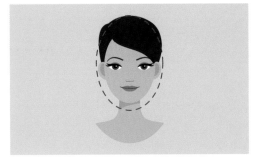

图1-1　椭圆形脸

（2）圆形脸

圆形脸的特征是额头、颧骨、下颌的宽度基本相同。圆形脸比较圆润丰满，显得比较活泼、可爱、健康，让人易产生亲近感，但也容易给人不成熟的感觉。（图1-2）

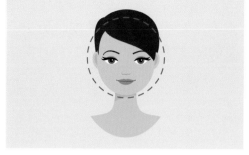

图 1-2 圆形脸

（3）方形脸

也称"国"字形脸。方形脸面部棱角分明，一般有宽阔的前额及方形的额骨，轮廓偏方。方形脸是男士的标准脸型，作为女孩子来说缺少柔美感。（图1-3）

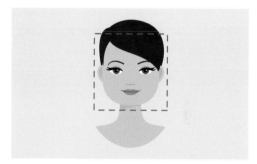

图 1-3 方形脸

（4）长方形脸

脸型比较瘦长，额头、颧骨、下颌的宽度基本相同，但脸宽小于脸长的三分之二。这类脸容易给人老成、刻板的印象，整个面部缺乏柔和、生动感。（图1-4）

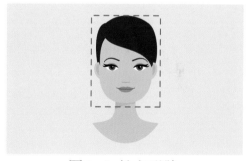

图 1-4 长方形脸

（5）三角形脸

也称"由"字形或梨形脸。这类脸额头窄、腮部突出、脸部形状上窄下宽，给人稳重、朴实、亲和力强的印象，但缺少生动感。（图1-5）

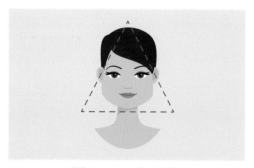

图 1-5 三角形脸

（6）倒三角形脸

类似心形，也称"甲"字形或瓜子脸，形状与三角形恰好相反，脸的额部较宽，但下巴窄而尖，给人柔美、秀气的印象，也是理想的脸型之一。（图1-6）

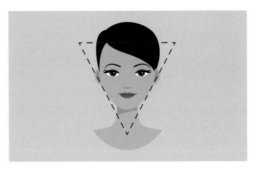

图1-6 倒三角形脸

（7）菱形脸

也称钻石形脸。这类脸上额部及下颌部较窄，颧骨部位十分突出，有立体感，给人精明、清高感。（图1-7）

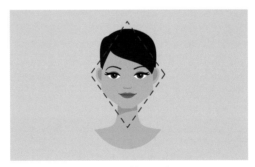

图1-7 菱形脸

2. 侧看脸型

（1）凸侧脸

凸侧脸一般是小额头、大鼻子，轮廓感很强，有白色人种脸型的特点。（图1-8）

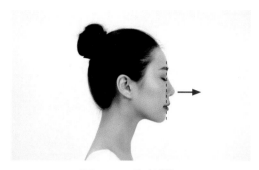

图 1-8 凸侧脸

（2）平侧脸

这类脸型脸部侧面线条过于平直，起伏不大。（图 1-9）

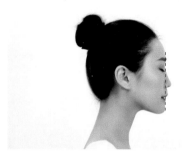

图 1-9 平侧脸

（3）凹侧脸

其特点和凸侧脸相反，凹侧脸有一个突出、外伸的下巴。（图 1-10）

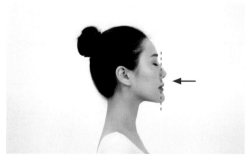

图 1-10 凹侧脸

二、头面部相貌的差异

1. 种族的差异

（1）黄色人种

黄色人种的颌微凸，颧骨较高且横凸，鼻梁较塌，嘴唇厚度适中，发质硬直，发色多为黑色。（图1-11）

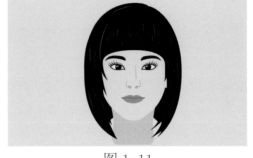

图 1-11

（2）白色人种

白色人种的头颅呈长形，颧骨小，鼻梁挺直，呈弓钩形，嘴唇较薄，眉眼间距近，发质松软，发色多为金色。（图1-12）

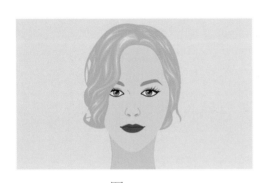

图 1-12

（3）黑色人种

黑色人种的头颅呈方形，鼻扁平，颌显凸，嘴唇较宽厚，发质卷曲，发色多为黑色。（图1-13）

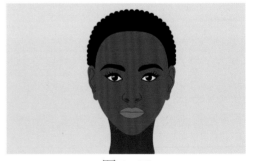

图 1-13

2. 男女老少的差异

男士：头部方正，骨骼肌肉起伏较大，额部向后倾斜。

女士：头部圆润，下颌稍尖，骨骼肌肉起伏较小，额部较平。

老人：牙床凹隐，唇收缩，额部突出。

小孩：下颌尚未发育完全，脑颅大。

第二节 面部审美

一、面容美的性别差异

男性：以阳刚之气为标准，如方形脸、圆形脸，天庭饱满、浓眉大眼、鼻子挺拔、唇大小适中、下巴微凹、有胡须等。

女性：以阴柔之韵为标准，如鹅蛋脸或瓜子脸，柳叶眉、眼大眸明、鼻子挺秀、唇红齿白、脖颈修长等。

二、颜面的对称性

对称是面容美的基本标准：

● 双眼、双耳、双眉应对称。

● 前额、眼睑、口唇周围的曲线应对称。

● 左右下颌应对称。

三、面部凹凸层次

面部凹凸层次主要取决于面颅骨和皮肤的脂肪层厚度。当骨骼小、转折度大、脂肪层厚时，凹凸结构不明显，层次也不分明；当骨骼大、转折度小、脂肪层薄时，凹凸结构明显，层次分明。

与化妆造型有关的骨骼：额骨、颞骨、鼻骨、颧骨、上下颌骨。骨骼在光照下形成阴影和高光区，构成面部的立体感。

面部的凹面：眼窝（眼球与眉骨之间的凹面）、眼球与鼻梁之间的凹面、鼻梁两侧、颧弓下陷、颊沟、人中沟。

面部的凸面：额、眉骨、鼻梁、颧骨、颧结节、下颊、颏结节、下颌骨、颌结节。

从审美的角度而言，其实就是看起来顺眼，符合面部的美学标准，即"三庭五眼""四高三低"。

四、三庭五眼

中国传统审美观特别重视人的面部美，中国古代画论中有"三庭五眼"的说法，说的就是人的面部正面观的纵向和横向比例关系，凡按照"三庭五眼"的比例画出的人物脸型都是和谐的。

1. 三庭

在面部正中作一条垂直的额部—鼻尖—人中—下巴的轴线（即东方美人一条线），通过眉弓作一条水平线，通过鼻翼下缘作一条平行线。这样，两条平行线就将面部分成三个等份：从发际线到眉心连线，眉心到鼻翼下缘，鼻翼下缘到下巴尖。上中下恰好各占三分之一，谓之"三庭"。（图1-14）

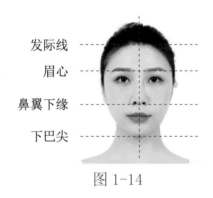

发际线 - - - - - - -
眉心 - - - - - - -
鼻翼下缘 - - - - - - -
下巴尖 - - - - - - -

图 1-14

2. 五眼

五眼指的是以眼睛长度为单位，把脸的宽度分为五个等份。从左侧发际至右侧发际，为五只眼睛的宽度，两只眼睛之间有一只眼睛的间距，两眼外侧至两侧发际各为一只眼睛的间距。（图1-15）

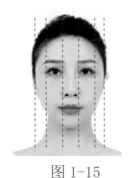

图 1-15

五、四高三低

在面部正中作一条垂直的额部—鼻尖—人中—下巴的轴线，垂直轴上有"四高三低"。

1. 四高

第一是额部，第二是鼻尖，第三是唇珠，第四是下巴尖。（图 1-16）

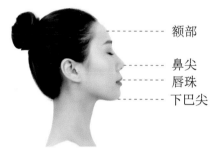

图 1-16

2. 三低

两只眼睛之间，鼻额交界处必须是凹陷的；在唇珠的上方，人中沟是凹陷的，美女的人中沟都很深，人中脊明显；下唇的下方，有一个小小的凹陷。共三个凹陷。（图 1-17）

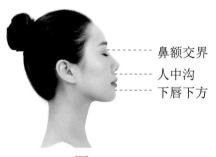

图 1-17

符合"三庭五眼""四高三低"的面相一般都是对称与和谐的。鼻尖的顶点、嘴唇唇珠与额部的最前点在一条线上，加上五官局部美，就是美女无疑了。

六、五官美的标准

眼睛美：双眼对称，眼窝深浅适中，形态、大小等与整个脸部比例和谐。

鼻子美：鼻根与双眼皮位置等高。

耳部美：双耳对称，大小及形态相同。

口唇美：上唇下三分之一部微向前翘。

牙齿美：静止状态时，上前牙覆盖下前牙形三分之一。正中上前牙与面型相同，牙齿整齐、洁白，微笑时露出双侧尖牙。（图1-18）

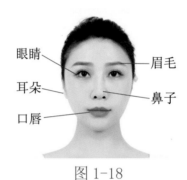

眼睛 ——— 眉毛

耳朵 ——— 鼻子

口唇

图1-18

五官美除上述特征外，还应相互协调，表现在瞳孔与口角在同一条垂直线上。同侧的眉梢、外眦角、鼻翼外侧处于同一条直线上，双唇的高点在鼻尖、颏下点连线之内，眶下缘到外耳道连线与牙弓平面平行。

七、侧颜线

精致漂亮的美女，其面部轮廓通常流畅立体，有着耐看的侧颜线。耐看的侧颜线主要取决三个关键因素。

1. 内外轮廓的交界区域是否清晰分明

外轮廓就是我们常说的脸形，即脸部最外缘的整体形状，而内轮廓则是由额结节、额颧突（眼眶骨边缘的点）、颧骨、颏结节等骨骼节点连接而成的线条。（图1-19）

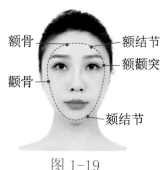

图 1-19

　　在内轮廓与外轮廓之间有一个自然的阴影区（即颧弓往下到下颌骨边缘），当内外轮廓界限明显，整张脸就会有立体感。面部线条还与软组织相关，面部脂肪比较薄，皮肉紧致不下垂，轮廓线条会更利落。

2. 下颌角的高低和形态适宜

　　纵观颜值被称赞的美女，她们下颌角的位置高低适宜，折角不会太偏离120°的标准。从侧面看，棱角分明的下颌线少了甜美少女的柔和，给面部增加了英气和凌厉，更显质感。（图1-20）

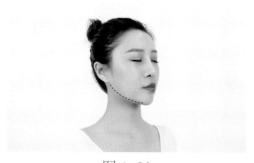

图 1-20

3. 内轮廓线不过度生硬

　　颧骨突出程度是影响内轮廓流畅度的主要因素。当颧骨发育过度时，内轮廓的不流畅感就会比较严重。当然，鼻部塌陷、下巴过长或后缩严重、嘴巴前凸明显，都不是大众所喜欢的侧貌。

八、"丰"字审美准则

作一条面部的中轴线，通过太阳穴（颞部）作一条水平线，通过两侧颧骨最高点作一条平行线，再通过嘴角到下颌角作一条平行线，形成一个"丰"字。（图1-21）

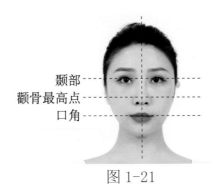

颞部
颧骨最高点
口角

图 1-21

在"丰"字的三横上面，颞部不能太凹陷，也不能太突起；颧骨应该是往前方伸展，而不是往外侧横向发展，不能太高也不能太宽；下颌角不能太肥大或外翻，否则就成国字脸了。

假如一个女孩，其面部轮廓在框架结构上符合"三庭五眼"，而正中垂直轴上又有"四高三低"，横轴上符合"丰"字审美准则，同时有着好看的五官和侧颜线，那么，这个女孩可以被称为"美女"，她也必定符合人体面部美所谓的"黄金分割"定律。

九、"一纵四横"诊断标准

在做面部小颜整骨术前，我们会给顾客做面部的整体分析，确定方案，进行操作。在面部整体分析中，笔者独创了一个简单又实用的分析方法，叫做"一纵四横"分析法：我们在面部正中作一条额部—鼻尖—人中—下巴的中轴线，通过这条纵线观察脸部两侧颧骨、上下颌骨是否对称，鼻子、人中下巴是否对称，然后连接两眉作一条横线，观察两眉的眉头、眉峰、眉尾是否在同一水平线上，眉骨高低是否一致，再连接两眼作一条横线，观察是否有大小眼，两侧眼角是否在同一水平线上。通过额部—鼻尖—人中—下巴的中轴线，通过这条纵线观察脸部两侧颧骨、上下颌骨是否对称，鼻子、人中下巴是否对称，然后连接两眉作一条横线，观察两眉的眉头、眉峰、眉尾是否在同一水平线上，眉骨高低是否一致，再连接两眼作一条横线，观察是否有大小眼，两侧眼角是否在同一水平线上。通过两侧颧骨最高点作一条横线，观察两侧颧骨是否一样大小、高低，有没有前后旋转的现象。再连接两边嘴角作一条横线，观察是否有嘴角歪斜、下垂，下颌角宽大或不对称等现象。（图1-22）如果出现了上述一个或多个问题，就是所谓的"大小脸"了，需要整体分析和矫正。

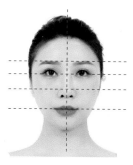

图 1-22

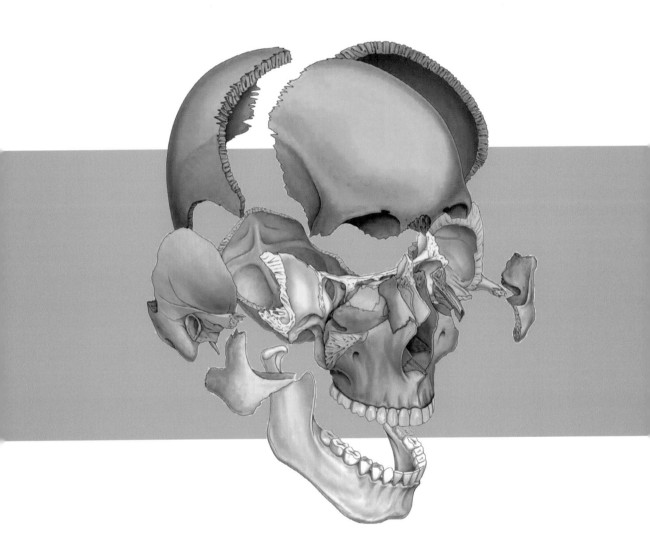

第二章
头、面、颈部解析

第一节 颅骨

一、颅的组成

按颅骨所在的部位，颅骨可分为脑颅和面颅两部分，通常以经过眶上缘和外耳门上缘的连线为分界线。（图 2-1）

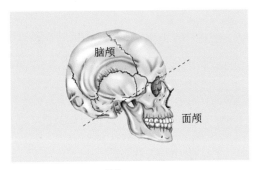

图 2-1

1. 脑颅

脑颅位于颅的后上部分，有 8 块，它们共同围成颅腔。脑颅：额骨 1 块，突出向前；顶骨 1 对，头顶两侧；枕骨 1 块，突出向后；颞骨 1 对，颅两侧；蝶骨 1 块，蝴蝶形，位于颅底中部；筛骨 1 块，位于颅底前部。

颅盖由额骨、顶骨、枕骨组成，颅底由额骨、筛骨、蝶骨、颞骨、枕骨组成（筛骨一小部分参与脑颅，其余构成面颅）。（图 2-2）

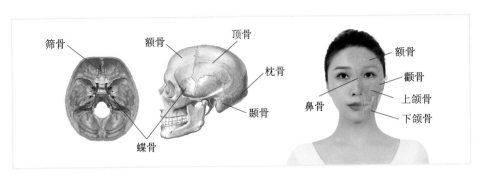

图 2-2

2. 面颅

面颅位于颅的前下部分，有 15 块，它们构成面部支架，并围成眶、骨性鼻腔和骨性口腔，容纳视觉、嗅觉和味觉器官。面颅：下颌骨 1 块，位于下方，有牙齿；上颌骨 1 对，与下颌骨相对应，有牙齿；腭骨 1 对，位于上颌骨之后；颧骨 1 对，位于上颌骨外上方，形成面颊部的骨性突起；鼻骨 1 对，位于两上颌骨之间形成鼻背；犁骨 1 块，位于鼻腔正中后下方，参与鼻中隔的形成；下鼻甲骨 1 对，位于鼻腔外侧壁下方；泪骨 1 对，位于两眶内侧壁；舌骨 1 块，游离于喉上方的舌肌群中。（图 2-3）

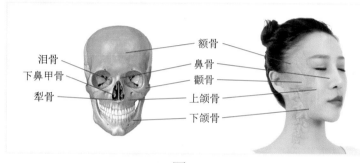

图 2-3

二、颅的整体观

1. 颅的上面观

颅的上面称颅顶，呈卵圆形，光滑隆凸，由顶骨、额骨及部分颞骨、枕骨构成。颅有三条缝，即冠状缝，位于额骨与顶骨之间；矢状缝，位于两顶骨之间；人字缝，位于顶骨与枕骨之间。这些缝一般在人 40 岁以后会逐渐融合。（图 2-4）颅顶内面的正中线处有上矢状沟，沟两侧有许多颗粒小凹，在矢状缝中后部两侧常有顶孔，有导静脉通过。

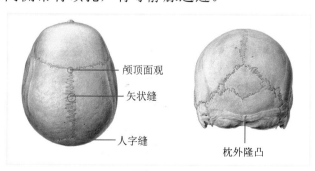

图 2-4

2. 颅的后面观

常可见人字缝和枕鳞，枕鳞中央最突出部分是枕外隆凸，隆凸向两侧的弓形骨嵴称上项城，其下方有与上项线平行的下项线。

3. 颅的侧面观

颅中部有外耳门，向内通外耳道。外耳门前方有一"骨桥"，称颧弓，外耳门后下方有一突起称乳突，二者均可在体表摸到。（图2-5）颧弓内上方有一大而浅的凹陷，称颞窝，窝的上界为弓形上颞线，窝内侧面的前下部有额骨、顶骨、颞骨和蝶骨大翼四骨相交而成的"H"形缝，称为翼点，此区域骨质薄弱，其内表面有脑膜中动脉前支经过，当此区遭遇外伤或骨折时，易损伤该血管，引起颅内出血，形成硬膜外血肿，压迫脑组织，所谓"太阳穴"即为翼点处。颞窝下方的深窝称颞下窝，二者以颧弓平面为界，颞下窝内有三角形间隙，称翼腭窝，它是鼻腔、眶腔、口腔和颅腔的交通"要道"。

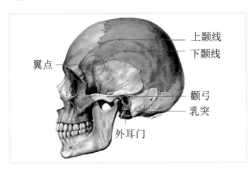

翼点
上颞线
下颞线
颧弓
乳突
外耳门

图 2-5

4. 颅的前面观

上部为额骨的鳞部，即额头，其下方两侧有一对弓形隆起，称眉弓，左右眉弓之间较平坦，称眉间。眉弓的外下方有一对腔称眶，眶的内下方为骨性鼻腔，骨性鼻腔的下方是不完整的骨性口腔。（图2-6）

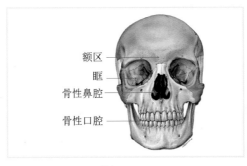

额区
眶
骨性鼻腔
骨性口腔

图 2-6

眶：为四面锥体形腔，容纳眼球及附属结构。眶口略呈四边形，朝向前下，口的上下缘分别称为眶上缘和眶下缘，眶上缘的内、中三分之一交界处有一眶上切迹或眶上孔，眶下缘的中点下方有眶下孔，分别有同名血管和神经通过。眶尖朝向后内，有一圆孔称视神经管，通入颅中窝。眶有四个壁，上壁与颅前窝相邻，其前外侧面有一深窝，称泪腺窝，容纳泪腺；下壁中部有眶下沟，向前导入眶下管通眶下孔；内侧壁最薄，其前下部有泪囊窝，容纳泪囊，此窝向下经鼻泪管通向鼻腔；外侧壁较厚。上壁与外侧壁间的后份有眶上裂，通颅中窝；下壁与外侧壁间的后份有眶下裂，通颞下窝，二裂均有血管和神经经过。

骨性鼻腔：位于面颅中央，上至颅底，经筛骨的筛孔通颅前窝，下邻口腔，经腭骨的切牙管通口腔。骨性鼻腔内有正中矢状位的骨性鼻中隔，其将骨性鼻腔分为左、右两部分。骨性鼻中隔由筛骨垂直板和梨骨构成，多稍偏向于左侧。左右鼻腔共同的前口称梨状孔，通向外界；后口有两个称鼻后孔，通向鼻咽部。每侧鼻腔的外侧壁自上而下有3个向下弯曲的骨片，分别为上鼻甲、中鼻甲和下鼻甲，鼻甲的下方都有相应的鼻道，分别为上鼻道、中鼻道和下鼻道。上鼻甲的后上方与蝶骨体之间有一浅窝，称蝶筛隐窝。

鼻旁窦：又称副鼻窦或鼻窦，包括上颌窦、额窦、蝶窦和筛窦，是位于上颌骨、额骨、蝶骨和筛骨内的含气空腔，它们都位于鼻腔周围，并开口于鼻腔。上颌窦，容积最大，窦口高于窦底，人体直立时不宜引流，开口于中鼻道；额窦，位于眉弓深面，左右各一，窦口向下开口于中鼻道；蝶窦，位于蝶骨体内，有骨板，分为两腔，向前开口于蝶筛隐窝；筛窦，是筛骨内蜂窝状小房的总称，分前、中、后三群，前、中群开口于中鼻道，后群开口于上鼻道，下鼻道由鼻泪管开口。鼻旁窦对发音共鸣、减轻颅骨重量有一定作用。

骨性口腔：由上颌骨、腭骨和下颌骨围成。顶为骨腭，前壁及外侧壁由上、下颌骨的牙槽和牙齿构成，底缺如，由软组织封闭。

5. 颅底内面观

颅底凹凸不平，前部最高，后部最低，由前向后呈三级阶梯状的三个窝，分别为颅前窝、颅中窝和颅后窝。（图 2-7）

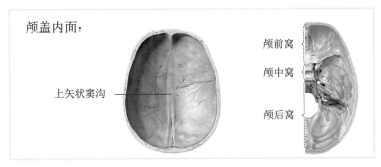

图 2-7

　　颅前窝：由额骨、筛骨、蝶骨的部分构成，容纳大脑额叶。窝底正中有一向上突起，称鸡冠，其两侧的水平骨板，称筛板，板上有许多小孔，称筛孔，通鼻腔。（图 2-8）

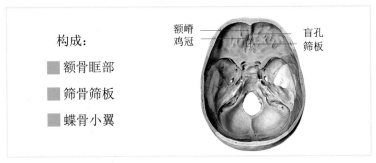

图 2-8

　　颅中窝：由蝶骨、颞骨的部分构成，容纳大脑颞叶。颅中央有马蹄形的结构称蝶鞍，鞍的正中有垂体窝，容纳垂体，窝前是横行的交叉前沟，此沟向两侧通向视神经管，窝后的横位隆起称鞍背，垂体窝和鞍背合称蝶鞍，其两侧有浅沟称颈动脉沟，此沟向前通眶上裂，向后通破裂孔，续于孔内的颈动脉管。在蝶鞍两侧，由前向后外依次排列有圆孔、卵圆孔和棘孔。卵圆孔和棘孔的后方有一三棱锥状的骨突，称颞骨岩部。岩部外侧较平坦，称鼓室盖，为中耳鼓室的上壁。（图 2-9）

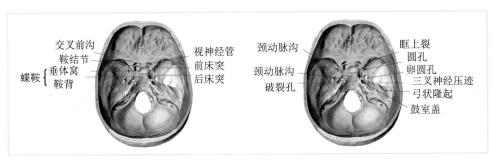

图 2-9

颅后窝：由枕骨和颞骨岩部构成，容纳小脑和脑干。颅后窝位置最低，中央有枕骨大孔，孔前上方的平坦斜面称斜坡，孔后的十字隆起称枕内隆凸，由此凸向上的浅沟延伸为上矢状窦沟，向两侧续于横窦沟，转向前下呈"S"形的沟称乙状窦沟，再经颈静脉孔出颅。颅后窝的前外侧，颞骨岩部后面中央有一开口称内耳门，通内耳道。（图 2-10）

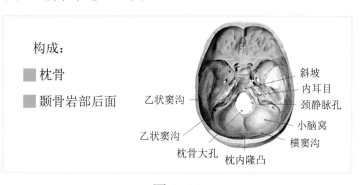

构成：
枕骨
颞骨岩部后面

斜坡
内耳目
颈静脉孔
小脑窝
横窦沟
乙状窦沟
乙状窦沟
枕骨大孔
枕内隆凸

图 2-10

6. 颅底外面观

颅底高低不平，孔裂甚多，后部正中有枕骨大孔，其正后方的突起称枕外隆凸，它的两侧有弓形骨嵴称上项线。枕骨大孔两侧有椭圆形关节面称枕髁，与寰椎形成关节。髁前有一边缘不整齐的孔称破裂孔，髁的前外侧有颈静脉孔。在颈静脉孔前方有颈动脉管外口，向内通颈动脉管续于破裂孔。枕髁外侧有明显骨突称乳突，其前内侧有细长茎突，二突间有一小孔称茎乳孔，向内通面神经管。枕髁根部有一向前外方的开口称舌下神经管外口。茎突前外侧有明显的关节窝称下颌窝，窝前的横行突起称关节结节。颅底外面前部上颌牙齿围绕的部分称骨腭，其前部正中有一小孔称切牙孔，腭后部两侧有腭大孔。鼻后孔两侧的垂直突起称翼突，翼突根部的后外侧依次有卵圆孔和棘孔。（图 2-11）

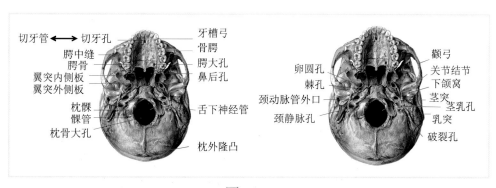

切牙管 ←→ 切牙孔
腭中缝
腭骨
翼突内侧板
翼突外侧板
枕髁
髁管
枕骨大孔

牙槽弓
骨腭
腭大孔
鼻后孔
舌下神经管
枕外隆凸

颧弓
关节结节
下颌窝
茎突
卵圆孔
棘孔
颈动脉管外口
颈静脉孔
茎乳孔
乳突
破裂孔

图 2-11

7. 新生儿颅的特征及其出生后的变化

　　新生儿颅，高度与身高比较，约为身高的四分之一，而成人颅约占身高的七分之一。由于雏儿牙齿未萌出，鼻窦未发育，咀嚼功能不健全，而胎儿脑及感觉器官发育较早，所以脑颅大于面颅，新生儿面颅约为全颅的八分之一，到成年期，由于牙齿和鼻窦的发育，使面颅迅速扩大；老年人因牙齿磨损脱落，面颅再次变小。新生儿颅顶各骨间有一定的缝隙，由结缔组织膜封闭，缝隙交接处的膜称囟，其中有较大的前囟和后囟，二者分别位于矢状缝的前和后。前囟一般于一岁半左右闭合，后囟于出生后不久闭合，前囟闭合的早晚可作为婴儿发育的标志和颅内压变化的测试窗口。新生儿颅盖只有一层骨板，一般于四岁时开始逐渐分内、外两层，其间夹有松质称板障。（图 2-12）

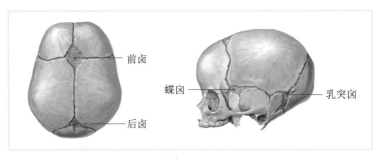

前囟

蝶囟 —————— 乳突囟

后囟

图 2-12

三、颅骨的连结

1. 颅骨的纤维连结和软骨连结

　　颅盖各骨之间大多借结缔组织膜相连结，构成缝，颅底各骨之间则为软骨连结。随着年龄增长，有些缝和软骨可转化成骨性结合。舌骨与颞骨茎突间借韧带连结。

2. 颞下颌关节

　　又称下颌关节，是颅骨间唯一的滑膜关节，它是由颞骨的下颌窝、关节结节与下颌头构成的。（图 2-13）颞下颌关节的关节囊松弛，前部较薄弱，外侧有韧带加强。关节囊内有椭圆形的关节盘，将关节腔分隔成上、下两部分。颞下颌关节属于联合关节，两侧同时运动，可使上颌骨上提、下降、向前、向后和侧方运动。由于关节囊较松弛，当张口过大时，下颌头有可能向前滑脱，离开关节窝，进入颞下窝而不能退回关节窝，造成下颌关节脱位。

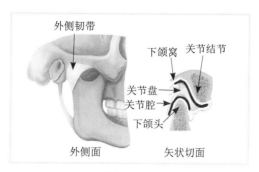

图 2-13

四、颅的骨性标志

枕外隆凸：在枕骨后面的正中处有一明显骨性隆起。

乳突：耳郭后方的锥形隆起，较硬，可摸到。

颧弓：外耳门前方的横行隆起，其中点上方 4cm 处即为翼点。

下颌角：沿下颌骨下缘向后可摸到，为一钝角。

下颌头：位于外耳门前方，张口时触摸明显。

眶上缘和眶下缘：为眶口上、下的骨性标志，眶上缘内、中三分之一交界处有眶上切迹或眶上孔，眶下缘中点的下方有眶下孔，均有神经通过。

第二节 头颈部肌肉

一、头部肌肉

头部肌肉包括面肌和咀嚼肌两部分。

1. 面肌

面肌属扁薄的皮肌，多起自颅骨的不同部位，止于头面部的皮肤，主要分布于面部的口、眼、鼻等孔裂周围，有闭合或开大上述孔裂的作用，同时可牵动面部皮肤，引起皮肤移位，产生喜、怒、哀、乐等各种表情，故面肌又称为表情肌。（图2-14）

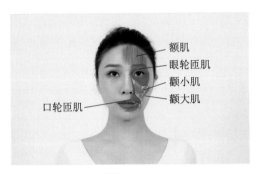

图 2-14

（1）颅顶肌

颅顶肌与颅骨连结疏松，覆盖大部分的颅骨，主要包括左右各一块的枕额肌，由两个肌腹和中间的帽状腱膜构成。前方的肌腹位于额部的皮下，称额腹，后方的肌腹位于枕部的皮下，称枕腹。枕腹起自枕骨，额腹止于眉部皮肤。枕腹收缩可向后牵拉帽状腱膜，额腹收缩可提眉并使额部皮肤出现皱纹。

（2）眼轮匝肌

眼轮匝肌位于眼裂周围，呈扁椭圆形，分眶部、睑部和泪囊部。

（3）口周围肌

在面颊的深部有颊肌，此肌紧贴于口腔的侧壁，可以外拉口角，并使唇、颊紧贴牙齿，保证颊黏膜无皱襞。颊肌与口轮匝肌共同作用时，能做吹口哨的动作。环绕口裂的环形肌称口轮匝肌，收缩时，口唇关闭。

（4）鼻周围肌

鼻周围肌为几块扁薄小肌，分布在鼻孔周围，有扩大或缩小鼻孔的作用。

2. 咀嚼肌

咀嚼肌包括咬肌、颞肌、翼内肌、翼外肌，分布于下颌关节周围，参与咀嚼运动。（图 2-15）

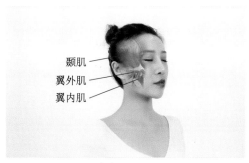

颞肌
翼外肌
翼内肌

图 2-15

（1）咬肌

咬肌起自颧弓的下缘，纤维斜行向下止于咬肌粗隆，收缩时，上提下颌骨。

（2）颞肌

颞肌起自颞窝，肌束呈扇形向下汇聚，通过颧弓的深面，止于下颌骨的冠突。

（3）翼外肌

翼外肌位于颞下窝内，起自蝶骨大翼的下面和翼突外侧板的外侧面，向后外止于下颌颈和颞下颌关节的关节盘。收缩拉颞下颌关节的关节盘，连同下颌头向前至关节结节的下方，做张口运动，一侧收缩可使下颌骨移向对侧。

（4）翼内肌

翼内肌走行与翼外肌几乎垂直，起自翼窝翼突外侧板，止于下颌角内面的翼肌粗隆，收缩时牵拉下颌骨向前运动。除此之外，翼内肌还可使下颌骨移向对侧，与翼外肌交替作用，形成下颌骨的两侧运动，即研磨运动。

咬肌、颞肌、翼内肌都属于闭口肌，翼外肌属于张口肌，闭口肌的力量大于张口肌，所以，下颌关节的自然姿势是闭口。当肌肉痉挛或下颌神经受刺激时，表现为牙关紧闭或张口困难。

二、颈肌

颈以斜方肌前缘为界，分为前、后两部，前部为颈部，后部为项部。颈肌包括颈阔肌、胸锁乳突肌、舌骨上肌群、舌骨下肌群、椎前肌群、斜角肌群及枕下肌群。（图 2-16）

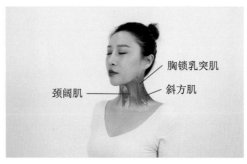

图 2-16

1. 颈浅肌与颈外侧肌

（1）颈阔肌

颈阔肌位于颈部浅筋膜内，为一皮肌，薄而宽阔，起自胸大肌和三角肌表面的筋膜，向上内止于口角、下颌骨下缘及面部皮肤，可拉口角及下颌向下，做惊讶、恐怖表情，并使颈部皮肤出现皱褶。（图 2-17）

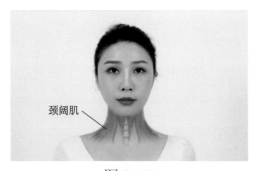

图 2-17

（2）胸锁乳突肌

胸锁乳突肌位于颈部两侧，大部分被颈阔肌所覆盖，在颈部形成明显标志。胸锁乳突肌起自胸骨柄前面和锁骨的胸骨端，二头会合斜向后上方，止于颞骨的乳突。（图 2-18）胸锁乳突肌的作用在于一侧肌收缩使头向同侧倾斜，脸转向对侧；两侧收缩可使头后仰，当仰卧时，双侧肌肉收缩可抬头，维持头的正常端正姿势以及使头在水平方向上从一侧到另一侧的观察物体运动。若胸锁乳突肌一侧病变，使肌肉挛缩时，可引起斜颈。

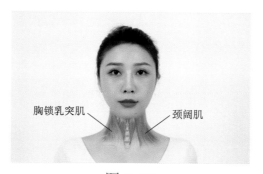

图 2-18

2. 颈前肌

颈前肌包括舌骨上肌群和舌骨下肌群。（图 2-19）舌骨上、下肌群有固定舌骨和喉，使之上、下移动，配合张口、吞咽和发音等动作。

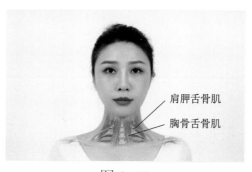

图 2-19

（1）舌骨上肌群

舌骨上肌群在舌骨与下颌骨之间，每侧四块肌，分别为二腹肌、下颌舌骨肌、茎突舌骨肌、颏舌骨肌。

舌骨上肌群的作用：当舌骨固定时，下颌舌骨肌、颏舌骨肌和二腹肌前腹均能拉下颌骨向下而张口。吞咽时，下颌骨固定，舌骨上肌群收缩上提舌骨肌，使舌升高，推挤食团入咽，并关闭咽峡。

（2）舌骨下肌群

舌骨下肌群位于颈前部，在舌骨下方正中线的两旁，居喉、气管、甲状腺的前方，每侧也有四块肌，分浅、深两层排列，各肌均按照起止点命名，分别为胸骨舌骨肌、肩胛舌骨肌、胸骨甲状肌、甲状舌骨肌。

舌骨下肌群的作用：甲状舌骨肌在吞咽时可提喉，使之靠近舌骨。

3. 颈深肌

颈深肌分为内侧群和外侧群。（图2-20）

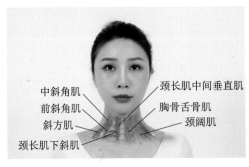

图 2-20

（1）外侧群

外侧群位于脊柱颈段的两侧，有前斜角肌、中斜角肌和后斜角肌。各肌均起自颈椎横突，其中，前、中斜角肌止于第1肋，后斜角肌止于第2肋。前斜角肌与第1肋之间的空隙称为斜角肌间隙，有锁骨下动脉和臂丛通过。前斜角肌肥厚或痉挛可压迫这些结构，产生相应症状，称前斜角肌综合征。

（2）内侧群

内侧群在脊柱颈段的前方，有长头肌和颈长肌等，合称椎前肌，椎前肌能屈头、屈颈。

4. 颈部筋膜

颈部筋膜较为复杂，可分为颈浅筋膜和颈深筋膜。颈浅筋膜包绕颈阔肌，含有脂肪组织。深面的颈深筋膜，称颈筋膜，可分为浅、中、深三层。颈筋膜浅层又称封套筋膜，围绕整个颈部，向后附着于颈椎的棘突，包绕斜方肌和胸锁乳突肌，形成两肌的肌鞘，向前与对侧会合于颈部正中线，并紧贴附于舌骨，颈筋膜在下颌下腺和腮腺区分两层，成为下颌下腺囊和腮腺囊；在舌骨下方、胸锁乳突肌的深面，又分为两层包绕舌骨下肌，形成舌骨下肌筋膜鞘，向下附着于胸骨柄和锁骨。颈筋膜中层又称气管浅筋膜或内脏筋膜，薄而松弛，在舌骨下肌群深面，包绕颈部诸器官，形成甲状腺鞘，即假被膜（囊）；该筋膜向两侧延续，包裹颈总动脉、颈内动脉、颈内静脉和迷走神经，形成颈动脉鞘。颈筋膜深层又称椎间筋膜，覆盖在椎前肌和斜角肌的前方，构成颈外侧区的底，向下与胸内筋膜相续，两侧包裹臂丛及锁骨下动脉向腋腔延伸，构成腋鞘。

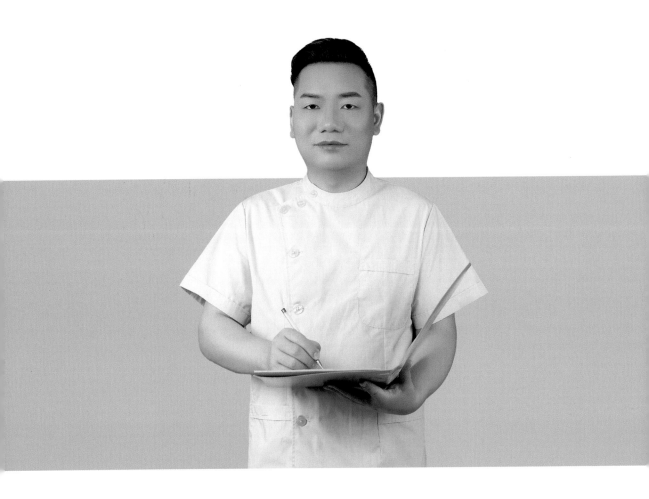

第三章
小颜整骨术前的准备工作

第一节 注意事项和禁忌证

一、小颜整骨术整骨师须知

小颜整骨作为外治手段，对很多面部、身体问题都有良好的疗效。整骨师要经过正规培训，其不仅要有熟练的整骨手法技能，还要掌握中医基础理论、经络腧穴和西医结构、生理病理知识等。为了达到良好的效果，操作前应审证求因，根据专业审美及专业知识结合顾客的需求，制定合理的面部整骨方案（具体可参考第一章的面部美学标准）。整骨师要避免由于施术不当等原因而造成的一些不良反应，在操作过程必须注意以下几个问题：

1. 诊断要明确，并记录档案

在操作前，要先明确诊断，确定合适的整骨方案，同时要排除禁忌证，确保顾客符合小颜整骨安全操作的要求。整骨师要填写顾客档案，拍摄操作部位正侧位照片，必要的情况下拍特写、细节照片，以备操作后对比和疗效评定。

2. 精力要集中

在操作过程中，整骨师要全神贯注，眼下视、不低头，做到手随意动、法从手出，同时还要密切注意观察顾客对手法的反应（如手法力量的轻重、面部的表情变化、肌肉的紧张度以及对被动运动的抵抗程度等），以随时调整手法刺激量和方法。

3. 体位要适当

体位是顾客在进行手法整骨调理时所采取的姿势及位置，原则上是以顾客感到舒适安全、被操作的肢体能够尽可能得到放松、能坚持一定时间的体位为主，而实施者则以施行各种手法时感到发力自如、操作方便的体位为妥。手法整骨时，合理的位置、步态、姿势，有利于实施者发力和持久操作。由于操作时手法更换、操作部位改变以及左右手操作的交替，原来的姿势就需要调整，以利于操作能顺利进行。

1. 俯卧位手法

（1）直推法

用双手的手掌或掌根从上至下推背腰部 3～5 次，力度稍重。（图 3-2）

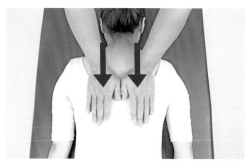

图 3-2

（2）揉法

用左右手掌重叠揉，先从上至下揉竖脊肌，再揉肩胛骨内侧肌肉，后揉肩胛骨外侧肌肉，最后揉三角肌，力度由轻到重，重复操作 3 遍。（图 3-3）

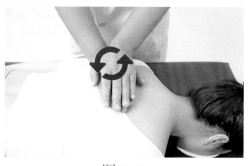

图 3-3

（3）拿法

单手或双手拿肩部、颈项部的两侧韧带，（图 3-4）从上至下，时间 2～3 分钟为宜。

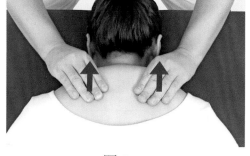

图 3-4

（4）按揉法

拇指按揉肩井、天宗、风池、风府、大椎、颈夹脊，每穴约按揉10秒。（图3-5）

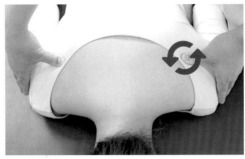

图 3-5

（5）拇指双线揉法

用左或右手拇指指腹从颈椎两侧的夹脊穴从上至下按揉，即从风池揉至肩中俞，先一侧再另一侧，揉3遍，力度为轻—重—轻。（图3-6）

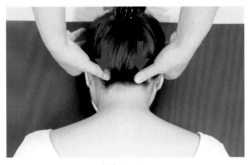

图 3-6

（6）点法

中指或拇指点压肩井、天宗、翳风、风池、风府、安眠两遍，力度逐渐加力再逐渐放松，风池、风府两穴可用拇指指间关节点压。（图3-7）

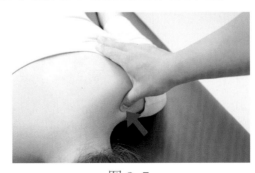

图 3-7

（7）拿法

双手拿颈项部、肩部，从上至下，时间 1 ～ 2 分钟。（图 3-8）

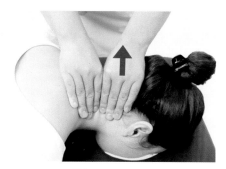

图 3 8

（8）鸣天鼓

双手紧贴双耳，手指置于枕后，然后食、中指轻弹约 6 ～ 9 下。（图 3-9）

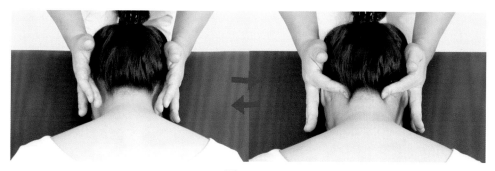

图 3-9

（9）搓揉法

双手十指交叉，以手掌大小鱼际搓揉颈项部，约 30 秒。（图 3-10）

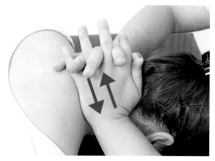

图 3-10

（10）拍法

双手以空掌拍击，放松肩背部，约 30 秒。（图 3-11）

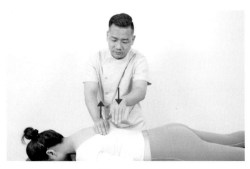

图 3-11

2. 仰卧位手法

（1）勾揉法

用食、中、无名指指腹勾揉颈项部，从大椎至风府，重复 3 遍，力度稍重。（图 3-12）

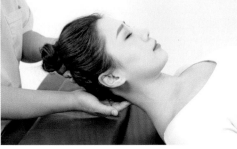

图 3-12

（2）拿肩法

双手分别拿捏两侧肩部，从内至外一直到上臂，持续 1～2 分钟。（图 3-13）

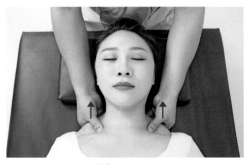

图 3-13

（3）揉肩法

四指并拢推揉胸大肌外上部，持续 1～2 分钟，可改善肩周组织的血液循环。（图 3-14）

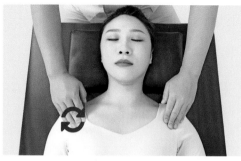

图 3-14

（4）点法

一手中指点压风池，一手中指点压风府，后点按两侧翳风，每穴点按 30 秒至 1 分钟。（图 3-15）

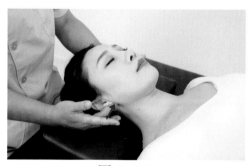

图 3-15

（5）拿颈项

用左手扶住头枕部，右手拇指与其余四指相对拿颈部两侧的项韧带，上下反复 5 次，力度稍重。（图 3-16）

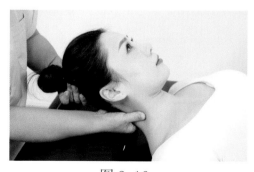

图 3-16

（6）摇法

去枕头，活动颈项部，用左右手指间关节贴住头部的两侧，双掌轻压双肩，稍用力将头部抬起约 10°，顺逆时针（从左至右或从右至左）摇动 3 圈，幅度由小—大—小。（图 3-17）

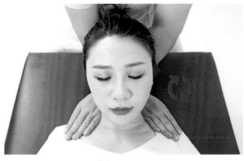

图 3-17

二、头部按摩手法（图 3-18）

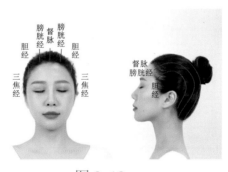

图 3-18

按摩头面部时，顾客应取仰卧位，整骨师站立或坐其头前。具体手法如下：

1. 推抹前额

用双手掌面左右推抹前额，由轻到重抹 1 ～ 2 分钟。（图 3-19）此手法有清脑明目的作用。

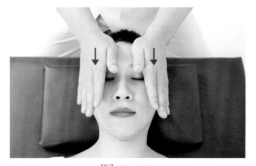

图 3-19

2. 推摩双鬓

用双掌根或大鱼际从前向后经太阳穴推摩双侧鬓角，后顺势抹到颈部两侧风池穴以下，反复进行1～2分钟，随后再用2～5指推摩双鬓数次。（图3-20）此手法对于改善头部的血液循环，调节头部的神经功能，解除疲劳都有良好的效果，是头部保健按摩不可缺少的手法。

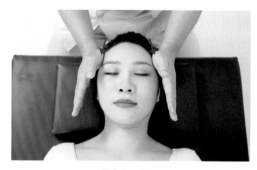

图 3-20

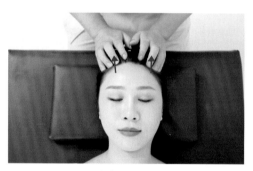

图 3-21

3. 梳理头部

双手五指自然分开，从前向后、由中央向两侧，反复梳理头发，多用指端掌面，尽量少用指甲，使头皮得到充分放松，该手法反复进行至少1～2分钟。（图3-21）此手法可增加头皮血液供给，改善颅内的血液循环，还有减缓脑老化、缓解疲劳的作用。

4. 点压三经

手势同前，以拇指为主从前额开始依次点压督脉各穴直至大椎（第七颈椎棘突下），再以双手拇指从攒竹开始依次点压膀胱经各穴至颈部，反复点压3遍，有清脑止痛之效。（图3-22）

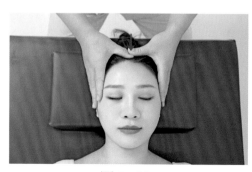

图 3-22

5. 搓擦头皮

手势同前，用各指端掌面或全掌接触头皮，双手交替划圈搓擦，由轻到重，逐渐增加手法强度。（图3-23）如有头发脱落，力度则不宜过重。该手法可使头皮血管扩张、温度增高，颅内血液循环也得到相应改善，对护发和脑的保健都大有好处。该手法是头部按摩的重点手法之一。

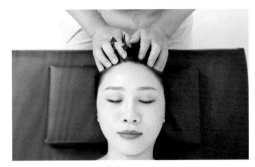

图 3-23

6. 叩击头皮

手势同前，各指端快速依次轻轻叩击头皮，反复3遍，逐渐加重，用手指腹拍击头皮，反复进行1～2分钟，最后用虚掌拍打1分钟。（图3-24）此法可促进头皮的血液循环，增加脑的兴奋性，是治疗头部病痛的常用手法。

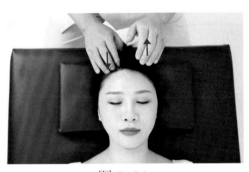

图 3-24

7. 抚头收功

用双掌轻轻抚摸头部，将头发从前向后、由中间向两侧理顺。（图3-25）

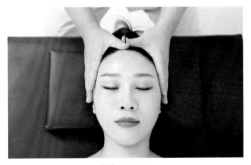

图 3-25

三、面部按摩手法（图 3-26）

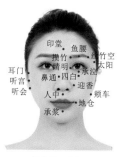

图 3-26

1. 开天门法

术者以双手拇指指腹置于顾客两眉间的印堂穴处，自印堂向上直抹到前发际处的神庭穴止，两手拇指轮流进行，反复推抹 20 ～ 30 次。（图 3-27）双手拇指指腹用力均匀一致，和缓有力，以局部微红为度。术时，顾客局部有酸胀感；术后，顾客局部有温热感及头目清爽感。

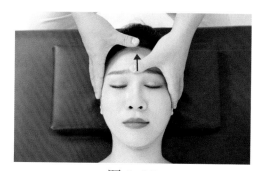

图 3-27

2. 分抹双柳

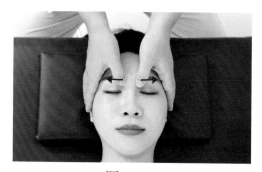

图 3-28

术者以双手拇指指端掐双侧攒竹穴处，再以指腹自攒竹沿眉弓，自内向外，经鱼腰至眉梢丝竹空穴止，推而抹之，往返数次。（图 3-28）此手法循行眉弓毛发之中，由内向外推抹，不可逆行，速度宜缓慢。推抹时，双手拇指同时对称着力。术后，顾客有眼前豁亮、头脑清爽感。

3. 点揉鱼腰

术者以双手拇指指端点揉两眉弓中点的鱼腰穴 1～2 分钟，然后用拇指指腹自攒竹穴经鱼腰、丝竹空穴按摩到上关穴止，反复按摩 2～3 分钟。按摩时应循行眼眶上缘，用力宜缓慢、均匀而有力。（图 3-29）术时，顾客有酸麻胀感，有时放射到眼窝内，术后有视力倍增感。

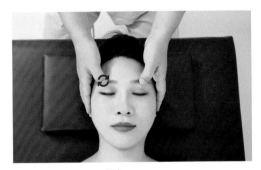

图 3-29

4. 点揉四白

术者以双手拇指指端点揉四白穴 1～2 分钟，然后用拇指指腹自四白穴推至瞳子髎，反复按摩 2～3 分钟。按摩时应循行眼眶下缘，用力宜缓慢、均匀而有力。（图 3-30）术时，顾客有酸麻胀感，有时放射到眼窝内，术后有视力倍增感。

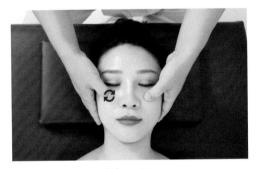

图 3-30

5. 揉太阳法

术者用双手拇指桡侧分别置于头部两侧的太阳穴处，做上下、左右、前后环转揉动 2～5 分钟，再以双手拇指指腹同时用力从头维穴起向外下方，经太阳分推至耳门穴止，反复推摩 2～5 分钟。（图 3-31）指揉时用力宜轻，摩动时稍着力。术时，顾客局部有酸胀感，术后有头脑清爽感。

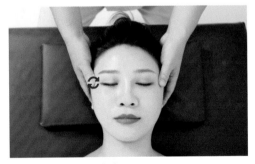

图 3-31

6. 点按巨髎

术者以双手拇指指腹点按巨髎穴 1 ～ 2 分钟，自迎香穴经巨髎穴、颧髎穴至耳门穴进行分抹，以通鼻窍。（图 3-32）

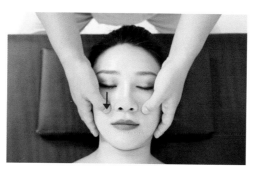

图 3-32

7. 点按鼻通

术者双手中指指腹点按鼻通穴 1 ～ 2 分钟，推摩鼻翼两侧以通鼻窍、醒脑。（图 3-33）

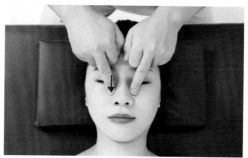

图 3-33

8. 推揉颊车

术者以双手中指指腹置于两侧颊车穴处，按揉 1 ～ 2 分钟，后以拇指置于两耳前下方听会穴处，沿下颌外缘，经颊车至大迎穴，反复推摩 5 ～ 7 次。推动时，手法宜轻，按揉时，用力应从重。术时，顾客局部有酸胀感；术后，顾客面部与下颌部有温热感（图 3-34）。

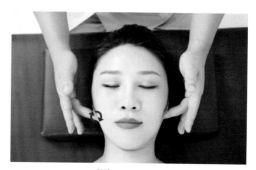

图 3-34

9. 双揪铃铛

双手分别以拇指与食指指腹的对合力于两侧耳垂着力揪伸 3 ～ 5 次，再以拇指于耳垂部推按 1 ～ 2 次为宜。此外，还可根据需要，掐按耳垂及耳区穴位，以增加疗效。（图 3-35）此法可聪耳明目，有利于全身放松。

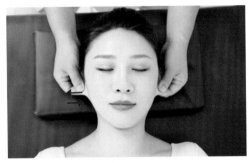

图 3-35

10. 环摩嘴周

术者以双手拇指指腹在嘴唇上自人中穴分抹到地仓穴，再在嘴唇下自承浆穴分抹到地仓穴 3 ～ 5 次，起到缓解口唇周围肌肉的作用。（图 3-36）

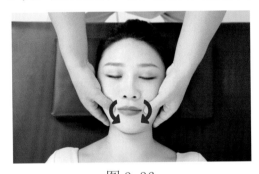

图 3-36

11. 揉推下颌

术者以双手拇指指端重叠按揉承浆穴 1 ～ 2 分钟，再以拇指指腹拿捏下颌，然后拇指自下巴分推至翳风穴，可重复分推 3 ～ 5 次，以增强下颌部血液循环。（图 3-37）

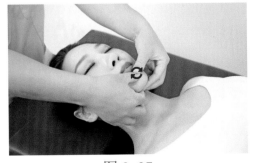

图 3-37

12. 搓掌浴面法

术者以双手手掌相搓至热，迅速置于面部，由额面部向下，经眉、目、鼻、颧、口等，掌摩面部 10～20 次。两手掌相搓，用力适宜，手法不宜过重，注意保护皮肤。术后，顾客有面部温热、头脑清爽感。（图 3-38）

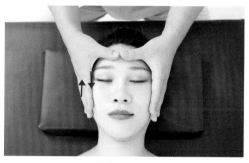

图 3-38

王红锦经验：

①在肩颈、头面部按摩中，手法要轻重适中，以顾客能承受、舒适为宜。

②面部按摩时要注意清洁卫生，皮肤有感染、痤疮时，不要进行按摩，以防感染扩散，整骨师在操作前要先将手清洗消毒干净，顾客要先洗净面部。

③面部按摩时，可涂抹按摩霜，起到滑润和保护面部皮肤的作用，按摩完后可用热毛巾擦掉按摩霜。

四、眼部的保健

1. 抹眉弓或刮眉弓

用双手中指和无名指指腹由内向外沿眉弓抹 10 次，也可用双手食指屈曲的中节桡侧面刮眉弓 10 次。（图3-39）该手法能改善血液循环，有健眉、明目、清脑之效。

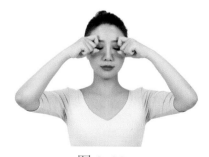

图 3-39

2. 环揉眼眶

用食指从睛明穴开始沿眼眶下缘慢慢向眼外角揉推，然后再沿眼眶上缘慢慢揉推回睛明穴，如此推揉10次，也可用掌根代替，方向相同。（图3-40）此手法对改善眼周的血液循环和调节眼部周围的神经都有益处。

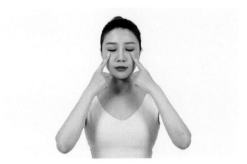

图 3-40

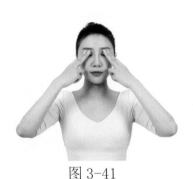

图 3-41

3. 抹眼球

闭目后用双手食指和中指由内向外，以适当的压力、极缓慢的速度压抹眼球一次或数次。次数的多少由压力大小、自感舒适程度决定，压力小可多重复几次。（图3-41）

4. 闭目动眼

轻轻闭目，用意念带动双眼球，按顺时针和逆时针各转动3遍。（图3-42）目的是使各方向的眼肌得到练习，有利于恢复其调节能力，减轻视力疲劳感。

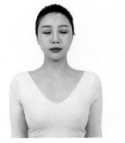

图 3-42

5. 睁眼远看

眼睛缓慢睁开，先怒视片刻，再向远方看去。（图3-43）白天可看远方的树木、建筑物，夜晚看远方的灯光。自感视力满意后，闭目养神，时间长短由自己定。

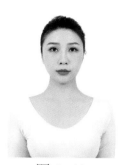

图 3-43

五、鼻和口腔的保健

1. 揉鼻

双手快速对掌搓擦 20 次，以双手大鱼际捂住鼻子并揉鼻 20 次，反复 3 遍。该手法有温鼻及促进其血液循环的作用，还可通过鼻部的穴位使全身功能得到调整，尤其可预防感冒。（图 3-44）

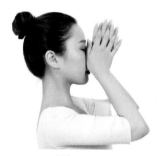

图 3-44

2. 摩鼻

在鼻旁用双手中指或拇指上、下交替摩擦鼻左右两旁，各 20 次，以发热为好。该手法不但能防治鼻疾，对面部及眼部都有益处。（图 3-45）

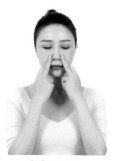

图 3-45

3. 浴面（干洗脸）

双手对掌快速搓擦 20 次后，分别在双侧面部自下颌向上至太阳穴处快速、反复摩擦面部皮肤 20 次，以面部有热感为佳。（图 3-46）

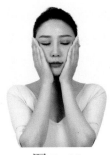

图 3-46

4. 按摩口唇

双手食指分别横放在上唇人中和下唇承浆二穴，做左右横向相反方向的按摩 20 次，使牙龈感受到压力为度，对唇齿都有保健的功效。（图 3-47）

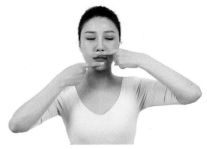

图 3-47

5. 叩齿

清晨和睡前应常规做叩齿，上、下齿轻轻有节奏地叩击 1～2 分钟，有固齿作用。（图 3-48）

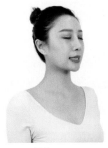

图 3-48

6. 搅海

用舌在唇齿间卷抹，依次进行。如先从上齿与唇间自右向左，再沿上齿内由左向右，继之，舌在下齿与唇间从右向左，再于下齿的内面由左向右呈"8"字卷抹一周。如此反复卷抹 4～8 周后，口内已有较多津液，用津液漱口后分次缓缓吞下，这是从古至今流传下来的养生保健法之一。（图3-49）

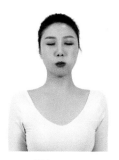

图 3-49

7. 洗鼻

洗净手脸后，放一盆清水，手掌心变成勺状，舀干净清水，低头轻轻揾入鼻内（勿吸），缓慢旋揉片刻，随即将水连同鼻内污物分两侧先后擤出，反复进行 3 遍，用手巾拭干。（图3-50）此法对防治各种鼻炎、清洁鼻腔及预防感冒均有特殊效果。

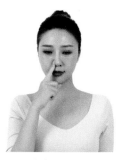

图 3-50

8. 揪喉结

用拇、食、中指揪喉结 10～20 次，有活血作用，是防治咽喉炎的措施之一。揪喉结的动作还可向上进行，直至颌下，再加上颌下区的推揉动作，对咽部的保健大有好处。（图3-51）

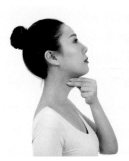

图 3-51

六、耳部的保健

1. 揉耳周

用食指和中指在耳周揉搓和推擦 1～2 分钟。（图 3-52）该手法除可增加耳根供血，使耳郭变暖外，还有防治耳、牙、下颌关节及血压病变的作用。

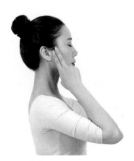

图 3-52

2. 摩擦耳郭

用双手分别捂住两耳，先由前向后摩擦耳郭前方，再由后向前摩擦耳郭后方，如此反复操作 1～2 分钟，可使整个耳郭变热，温度明显升高。（图 3-53）在冬天出门前做此手法，可防止耳郭冻伤，平时做这个动作，可使耳部多个穴位受到刺激，对全身保健都有益处。

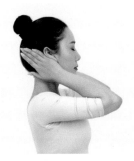

图 3-53

3. 牵抖耳郭

用拇指、食指、中指捏住耳郭快速牵抖 1 分钟，对耳道和耳内其他疾病都有防治作用。（图 3-54）

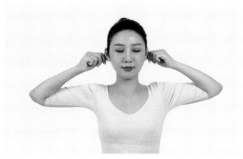

图 3-54

4. 捏牵耳垂

用拇指、食指捏住耳垂，一捏一放，共 10 次，捏揉 10 次。再捏住耳垂向下牵拉 10 次。（图 3-55）该手法有明目、清脑的作用。

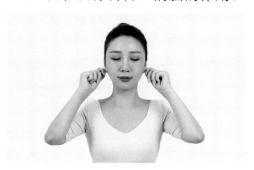

图 3-55

5. 鸣天鼓

震动鼓膜，方法有三种，分别如下：

①用两掌心捂住双侧耳门，做一开一合的快速震动。（图 3-56）

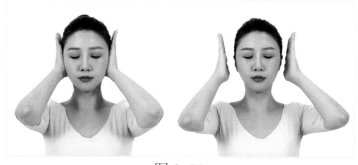

图 3-56

②用双手食指分别反复插入外耳道，一插一拔，使鼓膜受到震动。（图3-57）

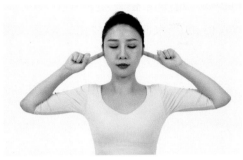

图 3-57

③两手掩两耳，即以第二指压在中指上，用第二指弹脑后两骨作响，谓之鸣天鼓。（图3-58）

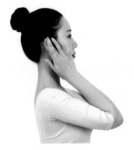

图 3-58

6. 吞咽通气

做吞咽动作，反复数次，使咽鼓管通气，自感鼓膜受到震动。（图3-59）

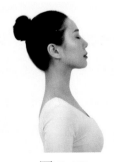

图 3-59

王红锦经验：

　　按摩放松肩颈、头面部，是小颜整骨塑形中必不可少的一个环节，当颈肩、头面部的按摩放松得到较好的效果时，不会出现软组织僵硬、挛缩的现象，头面的骨骼才会更好地推移，头颅骨和面颅骨的矫正塑形才能获得更好的效果，同时增加顾客的舒适度和体验感。因此，我们一定要重视整体按摩放松肩颈部、头面部相关的软组织，让小颜整骨术操作效果更好。

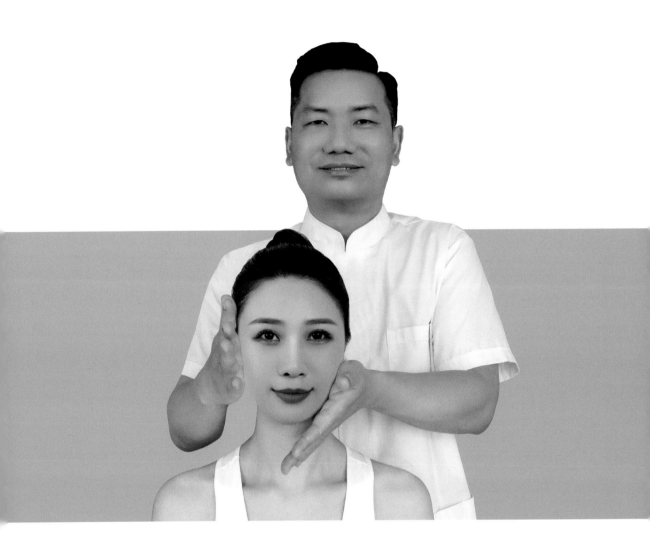

第四章
头面部小颜整骨术

第一节 头部小颜整骨术

一、什么是基础骨和目标骨

颅骨位于脊柱上方，由23块形状和大小不同的扁骨和不规则骨组成（中耳的3对听小骨未计入）。除下颌骨及舌骨外，其余各骨彼此借缝或软骨牢固连结，起着保护和支持脑、感觉器官以及消化器和呼吸器的起始部分的作用。以眶上缘及外耳门上缘连线为分界线，将颅分为脑颅和面颅两部分。脑颅位于颅的后上部，包括成对的顶骨和颞骨，不成对的额骨、蝶骨、枕骨和筛骨，共8块，围成颅腔，容纳脑。面颅为颅的前下部分，包含成对的上颌骨、颧骨、鼻骨、泪骨、腭骨及鼻甲骨，不成对的犁骨、下颌骨、舌骨，共15块，构成眶、鼻腔、口腔和面部的骨性支架。（图4-1）

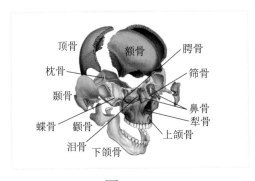

顶骨　额骨　腭骨
枕骨　　　筛骨
颞骨
蝶骨　　　鼻骨
颧骨　　　犁骨
泪骨　上颌骨
下颌骨

图4-1

近些年来，随着医学科学的发展，很多学者认为人类的颅骨缝并没有闭合，颅骨之间存在开合运动，这种运动可以维持脑脊液的循环和颅内压的稳定，提供神经组织的营养等。在正常情况下，颅骨每个运动周期结束后是可以做到完全闭合的。但如果受到不良因素的影响，或头部受到外力打击等，即可造成颅骨的闭合不全或移位。导致颅骨间缝隙变大，颅骨之间软组织受到牵拉，从而引发顽固性头痛、颜面部不对称甚至畸形。

在头面部小颜整骨术中，我们一般是先调整脑颅骨之间的缝隙和位移，给面颅骨的移动和矫正腾出空间，然后再移动和矫正面颅骨。因此，我们称脑颅骨为基础骨，把影响面部美观需要矫形的面颅骨称为目标骨或目标部位。

二、什么情况适合做颅骨矫正

人类的颅骨缝包括额骨顶骨缝、顶骨间缝、顶骨枕骨缝、顶骨颞骨缝、蝶骨颞骨缝、额骨鼻骨缝、鼻骨间缝、顶骨蝶骨缝、额骨蝶骨缝、颞骨枕骨缝、颞骨颧骨缝、颧骨额骨缝等。（图4-2）

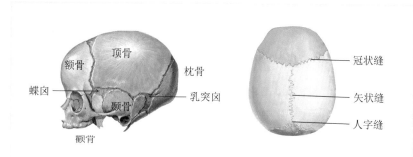

图 4-2

双手贴住头两侧颞部，细心感受，当我们吸气后，把气运到头部，然后屏住气，可以感受到头部体积会扩大，头颅骨做微小活动，骨缝之间是分离的，这时可以进行矫正颅骨。（图4-3）当我们吐气的时候，头颅骨是慢慢合拢的，吐完气之后，头颅骨就合拢了，这时就不适合做颅骨矫正，而是适合做固定。

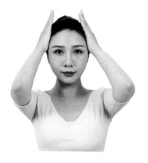

图 4-3

三、枕骨矫正

1. 如何判断枕骨两侧高低、旋转

（1）枕骨两侧的高低判断

顾客呈站立位或者坐位，头后侧正对着术者，术者双手拇指指腹同时抵住

顾客枕骨下缘的两侧枕骨下缘（大约在风池穴处），其余四指放在两侧，观察两边拇指是否在同一水平线上，从而判断出两侧枕骨的哪一侧比较高，哪一侧比较低。（图4-4）

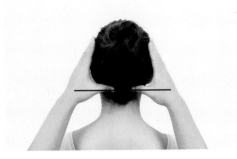

图 4-4

（2）枕骨两侧的旋前、旋后判断

顾客呈站立位或者坐位，头后侧正对着术者，术者以双手掌心贴住顾客枕骨的枕外隆凸左右两侧，通过观察和触摸，对比即可判断出枕骨的哪一侧旋前，哪一侧旋后。（图4-5）一般来讲，脊椎、面部骨骼有旋移，枕骨也会有旋移。因此，我们在矫正的过程中需要将相关联的移位骨骼做矫正。

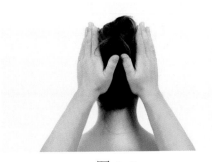

图 4-5

2. 枕骨矫正的手法

（1）枕骨两侧高低不对称的矫正

矫正原则：将低侧枕骨向上推移，将高侧枕骨向下推移，让两侧的枕骨高低一致。也有少部分顾客的枕骨是整块枕骨都比较偏上或偏下，需要将枕骨两侧都往下或往上调整。

矫正手法：

①低侧枕骨矫正手法：顾客呈仰卧位，头偏于一侧，将需要矫正的一侧脸朝上。术者左手掌放在头颞侧，右手掌放在头后，以拇指按压住枕骨低侧下端边缘，嘱咐顾客吸气、足背屈朝上绷紧，右手拇指往上缓缓发力推动，细细体会，可以感觉到枕骨的移动，等到力发到尽头后，保持住这个力度停留3秒，然后，嘱咐顾客吐气、足尖朝下伸直，等顾客吐完气、脚背完全伸直后，再发一次闪动力以固定枕骨，同样的手法可根据骨骼移位程度和顾客耐受状况重复3～5次。（图4-6）术者根据日常发力习惯，左右手可调整互换，其他手法也可左右手互换，后面不再赘述。

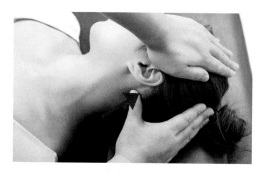

图 4-6

②高侧枕骨矫正手法：顾客呈仰卧位，头偏于一侧，将需要矫正的一侧脸朝上。术者左手掌放在头颞侧，右手掌放在头后，以拇指按压住枕骨高侧枕外隆突上缘，嘱咐顾客吸气、足背屈朝上绷紧，右手拇指往下缓缓发力推动，等到力发到尽头后，保持住这个力度停留3秒，然后，嘱咐顾客吐气、足尖朝下伸直，等顾客吐完气、脚背完全伸直后，再发一次闪动力以固定枕骨，同样的手法可根据骨骼移位程度和顾客耐受状况重复3～5次。（图4-7）

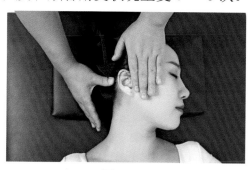

图 4-7

如果顾客的枕骨是整块枕骨都比较偏上或偏下，需要将高的枕骨两侧分别按照上述矫正手法都往下或往上调整。

（2）枕骨两侧前、后旋移的矫正

矫正原则：将枕骨旋后一侧往前推移调整，将枕骨旋前一侧往后推移调整。

矫正手法：

①枕骨后旋侧的矫正手法：顾客仰卧，头偏于一侧，将旋后的一侧朝上。术者双手掌根抵住枕骨旋后一侧枕外隆凸，嘱咐顾客吸气、足背屈朝上绷紧，两手同时发力，将旋后一侧枕骨往前弧形旋推，等到力发到尽头后，保持住这个力度停留3秒，然后，嘱咐顾客吐气、足尖朝下伸直，等顾客吐完气、脚背完全伸直后，再发一次闪动力以固定枕骨，同样的手法可根据骨骼移位程度和顾客耐受状况重复3～5次。（图4-8）

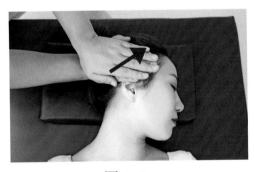

图 4-8

②枕骨前旋侧的矫正手法：顾客仰卧，头侧到一边，将旋前的一侧朝上。术者双手掌根抵住枕骨旋前一侧枕外隆凸，嘱咐顾客吸气、足背屈朝上绷紧，两手同时发力，将旋前一侧枕骨往后弧形旋推，等到力发到尽头后，保持住这个力度停留3秒，然后，嘱咐顾客吐气、足尖朝下伸直，等顾客吐完气、脚背完全伸直后，再发一次闪动力以固定枕骨，同样的手法可根据骨骼移位程度和顾客耐受状况重复3～5次。（图4-9）

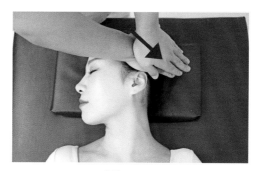

图 4-9

③枕骨两侧前、后旋转的同步矫正手法：对于手法操作比较熟练的整骨师，亦可以采用两侧同步矫正的手法，具体手法如下：

顾客仰卧，头偏于一侧，将旋后的一侧朝上。术者一手掌根抵住枕骨旋后一侧枕外隆凸，另一手掌根抵住旋前一侧枕骨枕外隆凸，嘱咐顾客吸气、足背屈朝上绷紧，两手同时发力，将旋后一侧枕骨往前弧形旋推，旋前一侧的枕骨弧形往后旋推，等到力发到尽头后，保持住这个力度停留3秒，然后，嘱咐顾客吐气、足尖朝下伸直，等顾客吐完气、脚背完全伸直后，再发一次闪动力以固定枕骨，同样的手法可根据骨骼移位程度和顾客耐受状况重复3～5次。（图4-10）

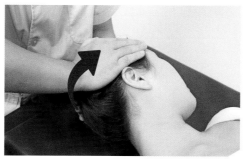

图 4-10

（3）枕骨整体后移释放

矫正原则：将枕骨后移，释放出骨间隙，以利于头颅骨的其他骨骼矫正和调整。

释放手法：顾客仰卧，术者左手托住顶骨，右手拇指和食指（或中指）夹住枕外隆凸左右两侧，用力吸附住，嘱咐顾客吸气，同时足背屈朝上绷紧，右手往后下方缓缓发力，左手可以配合往后下方发力，等到力发到尽头后，保持这个力度停留3秒，然后，嘱咐顾客吐气、足尖朝下伸直，等顾客吐完气、脚背完全伸直后，再发一次闪动力以固定枕骨，同样的手法可根据骨骼移位程度和顾客耐受状况重复3～5次。（图4-11）

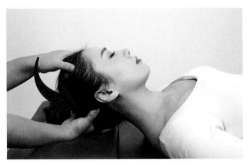

图 4-11

王红锦经验：

枕骨作为颅骨的地基，它的位置和间隙影响着其他颅骨。先检查枕骨，看枕骨是否有高低不对称或者前后旋移的情况，如果有上述情况，就要先矫正枕骨高低不对称或前后旋移，也有一部分顾客是混合型的，上述两种情况都有，那就先矫正高低移位，再矫正旋转移位。枕骨作为地基，它的位置和间隙会影响其他头颅骨的位移，因此，我们在矫正完枕骨位置之后，再将枕骨适度后移，给其他骨骼的矫正腾出空间；如果枕骨没有高低、旋转等移位现象，我们可以直接将枕骨适度后移，释放骨骼间隙，为后面的头颅骨和面颅骨矫正释放空间出来。

四、顶骨矫正

1. 如何判断顶骨的高低、旋前或旋后

（1）顶骨高低判断

顾客呈站立位或者坐位，头后侧正对着术者，术者双手食指置于两侧顶骨结节处，观察两边食指是否在同一水平线上，从而判断出两侧顶骨哪一侧顶骨比较高，哪一侧顶骨比较低。（图4-12）

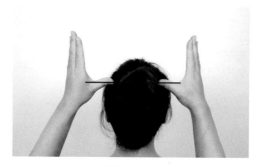

图 4-12

（2）顶骨旋前、旋后判断

顾客呈站立位或者坐位，头后侧正对着术者，术者以双手掌心贴住顾客两侧顶骨结节处，观察和触摸，对比即可判断出哪一侧顶骨旋前，哪一侧顶骨旋后。（图 4-13）

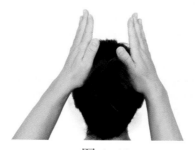

图 4-13

2. 顶骨的矫正手法

（1）顶骨高、低不对称的矫正

矫正原则：将低侧顶骨往内上推移调整，将高侧顶骨往外下推移调整。如果两块顶骨中只有一块有移位，可以只调整移位的一侧顶骨，另一侧不需要矫正。

矫正手法：

①顶骨下移的矫正手法：顾客仰卧，头偏于一侧，将低侧面朝上。术者左手掌压住枕骨侧，右手掌根抵住顶骨侧下方，嘱咐顾客吸气、足背屈朝上绷紧，左手吸附固定，右手往内上方发力，等到力发到尽头后，保持住这个力度停留3秒，然后，嘱咐顾客吐气、足尖朝下伸直，等顾客吐完气、脚背完全伸直后，再发一次闪动力以固定顶骨，同样的手法可根据骨骼移位程度和顾客耐受状况

重复3～5次。（图4-14）

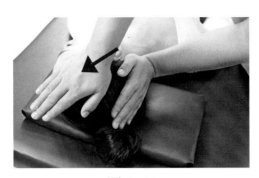

图4-14

②顶骨上移的矫正手法：顾客仰卧，头偏于一侧，将高侧面朝上。术者左手掌压住枕骨侧，右手掌根抵住顶骨结节上方，嘱咐顾客吸气、足背屈朝上绷紧，左手吸附固定，右手往外下方发力，等到力发到尽头后，保持住这个力度停留3秒，然后，嘱咐顾客吐气、足尖朝下伸直，等顾客吐完气、脚背完全伸直后，再发一次闪动力以固定顶骨，同样的手法可根据骨骼移位程度和顾客耐受状况重复3～5次。（图4-15）

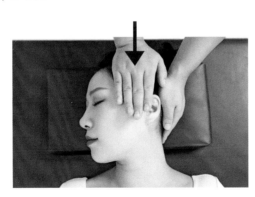

图4-15

（2）顶骨前、后不对称的矫正

矫正原则：将前移的顶骨往后推调整，将后移的顶骨往前推调整。如果两块顶骨中只有一块有移位，可以只调整移位的一侧顶骨，另一侧不需要矫正。

矫正手法：

①顶骨前移的矫正手法：顾客仰卧，术者左手掌根压住未移位的顶骨，右手掌根抵住前移的顶骨的前三分之一处，用力吸附住，嘱咐顾客吸气、足背屈朝上绷紧，左手吸附固定，右手往后上方发力，等到力发到尽头后，保持住这个力度停留 3 秒，然后，嘱咐顾客吐气、足尖朝下伸直，等顾客吐完气、脚背完全伸直后，再发一次闪动力以固定顶骨，同样的手法可根据骨骼移位程度和顾客耐受状况重复 3 ～ 5 次。（图 4-16）

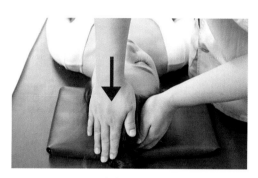

图 4-16

②顶骨后移的矫正手法：顾客仰卧，术者左手掌根压住未移位的顶骨，右手掌根抵住后移的顶骨的后三分之一处，用力吸附住，嘱咐顾客吸气、足背屈朝上绷紧，左手吸附固定，右手往前下方发力，等到力发到尽头后，保持住这个力度停留 3 秒，然后，嘱咐顾客吐气、足尖朝下伸直，等顾客吐完气、脚背完全伸直后，再发一次闪动力以固定顶骨，同样的手法可根据骨骼移位程度和顾客耐受状况重复 3 ～ 5 次。（图 4-17）

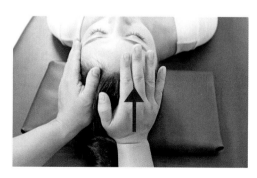

图 4-17

（3）顶骨两侧整体前、后移的矫正

矫正原则：将两侧整体都前移的顶骨往后推移调整，将两侧整体都后移的顶骨往前推移调整。

矫正手法：

①顶骨两侧整体前移的矫正手法：顾客仰卧，术者左手拇指和食指（或中指）夹住顶骨两侧，右手拇指和食指（或中指）夹住枕外隆凸左右两侧，嘱咐顾客吸气、足背屈朝上绷紧，左手吸附固定，右手往后上方发力，等到力发到尽头后，保持住这个力度停留3秒，然后，嘱咐顾客吐气、足尖朝下伸直，等顾客吐完气、脚背完全伸直后，再发一次闪动力以固定顶骨，同样的手法可根据骨骼移位程度和顾客耐受状况重复3～5次。（图4-18）

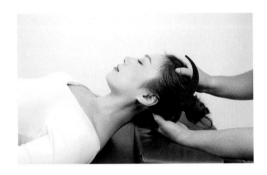

图4-18

②顶骨两侧整体后移的矫正手法：顾客仰卧，术者左手拇指和食指（或中指）夹住顶骨两侧，右手拇指和食指（或中指）夹住枕外隆凸左右两侧，嘱咐顾客吸气、足背屈朝上绷紧，左手吸附固定，右手往前下方发力，等到力发到尽头后，保持住这个力度停留3秒，然后，嘱咐顾客吐气、足尖朝下伸直，等顾客吐完气、脚背完全伸直后，再发一次闪动力以固定顶骨，同样的手法可根据骨骼移位程度和顾客耐受状况重复3～5次。（图4-19）

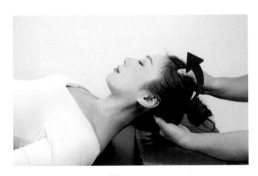

图4-19

王红锦经验：

顶骨作为颅骨中体积比较大、分布于头顶两侧对称的骨骼，它的位置和形态也会对其他颅骨产生影响。常见的问题有两种情况，一种是两块顶骨中一块上移或下移或者同时出现一上一下的移位引起不对称。另一种是两块顶骨中一块前移或者后移或同时出现一前一后移动引起的不对称；也有少部分顾客的顶骨是两块都前移或者后移的，就需要我们两侧同时矫正。一般做顶骨矫正时，会先将枕骨适度后移，给顶骨的调整腾出空间。如果操作熟练后，可将枕骨后移手法和顶骨调整手法合并，两手同时发力，同时操作。

五、颞骨矫正

1. 如何判断颞骨的高低、旋前或旋后

（1）颞骨高低判断

顾客呈站立位或者坐位，头后侧正对着术者，术者双手食指（其他手指也可）置于两侧颞骨乳突尖，观察两边食指是否在同一水平线上，从而判断出两侧颞骨哪一侧颞骨比较高，哪一侧颞骨比较低。（图4-20）

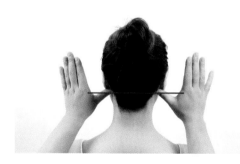

图 4-20

（2）颞骨旋前、旋后判断

顾客呈站立位或者坐位，头后侧正对着术者，术者以双手食指（其他手指也可）置于两侧颞骨乳突处，可以通过观察手指位置，触摸感受乳突与下颌之间的间隙大小（间隙小的一侧颞骨旋前，间隙大的一侧颞骨旋后），对比即可判断出哪一侧颞骨旋前，哪一侧颞骨旋后。（图4-21）

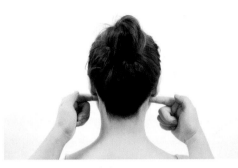

图 4-21

2. 颞骨的矫正手法

（1）颞骨高、低不对称的矫正

矫正原则：将低侧颞骨往上推移调整，将高侧颞骨往下推移调整。如果两块颞骨中只有一块有移位，可以只调整移位的一侧颞骨，另一侧不需要矫正。

矫正手法：

①颞骨下移的矫正手法：顾客仰卧，头偏于一侧，将低侧面朝上。术者左手掌压住顶骨侧，右手掌根抵住颞骨乳突下方，嘱咐顾客吸气、足背屈朝上绷紧，左手吸附固定，右手往上方发力，等到力发到尽头后，保持住这个力度停留3秒，然后，嘱咐顾客吐气、足尖朝下伸直，等顾客吐完气、脚背完全伸直后，再发一次闪动力以固定颞骨，同样的手法可根据骨骼移位程度和顾客耐受状况重复3～5次。（图 4-22）

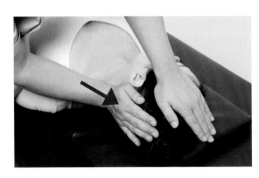

图 4-22

②颞骨上移的矫正手法：顾客仰卧，头偏于一侧，将高侧面朝上。术者左手掌压住顶骨侧，右手掌根抵住颞骨乳突前上方，嘱咐顾客吸气、足背屈朝上绷紧，左手吸附固定，右手往下方发力，等到力发到尽头后，保持住这个力度停留3秒，然后，嘱咐顾客吐气、足尖朝下伸直，等顾客吐完气、脚背完全伸直后，再发一次闪动力以固定颞骨，同样的手法可根据骨骼移位程度和顾客耐受状况重复3～5次。（图4-23）

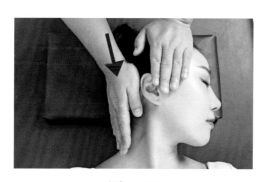

图 4-23

（2）颞骨前、后不对称的矫正

矫正原则：

将前移的颞骨往后推移调整，将后移的颞骨往前推移调整。如果两块颞骨中只有一块移位，可以只调整移位的一侧顶骨，另一侧不需要矫正。

矫正手法：

①颞骨前移的矫正手法：顾客仰卧，头偏于一侧，旋前侧面朝上。术者左手拇指（或掌根）抵住颞骨乳突前缘，右手掌根抵住前移的颞骨面，嘱咐顾客吸气、足背屈朝上绷紧，两手同时往后方发力，等到力发到尽头后，保持住这个力度停留3秒，然后，嘱咐顾客吐气、足尖朝下伸直，等顾客吐完气、脚背完全伸直后，再发一次闪动力以固定颞骨，同样的手法可根据骨骼移位程度和顾客耐受状况重复3～5次。（图4-24）

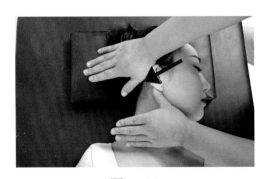

图 4-24

②颞骨后移的矫正手法：顾客仰卧，头偏于一侧，旋后侧面朝上。术者左手拇指（或掌根）抵住颞骨乳突后缘，右手掌根抵住后移的颞骨面，嘱咐顾客吸气、足背屈朝上绷紧，两手同时往前方发力，等到力发到尽头后，保持住这个力度停留 3 秒，然后，嘱咐顾客吐气、足尖朝下伸直，等顾客吐完气、脚背完全伸直后，再发一次闪动力以固定颞骨，同样的手法可根据骨骼移位程度和顾客耐受状况重复 3 ～ 5 次。（图 4-25）

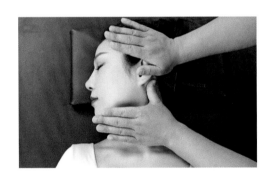

图 4-25

王红锦经验：

颞骨还会出现受脊椎、枕骨前移的推力和胸锁乳突肌等软组织的牵拉力等生物力学的影响，出现两侧都往前移的现象，这样就会导致两侧的颞骨都往前移位凸出。这时，我们就需要将两侧的颞骨往后移，给颞骨后移腾出空间，然后再矫正颧骨。

六、蝶骨释放

蝶骨的外形呈蝴蝶样，前方是额骨、筛骨，后方是颞骨、枕骨，蝶骨横向伸展于颅底部。蝶骨位于颅骨的中央，一般情况下不容易出现移位，蝶骨比较常见的问题是周围神经、肌肉易紧张，蝶骨出现卡顿，影响颅内压和其他颅骨的矫正。因此，蝶骨常操作的手法是蝶骨的释放。具体手法如下：

顾客仰卧，术者双手的拇指放在顾客前额左右隆起之处（本处是控制颅壳的神经和血管），其余四指则放在顾客左右两侧的太阳穴。拇指在按揉的同时，其余四指也在按揉太阳穴，按揉 1～2 分钟后，术者以掌根贴于太阳穴处，适度挤压，在压住的同时嘱咐顾客吸气、足背屈朝上绷紧，保持住这个力度停留 3 秒，然后，嘱咐顾客吐气、足尖朝下伸直，以上动作可根据颅压状况和肌张力松紧程度重复操作 3～5 次，以减缓颅内压力，释放蝶骨，注意按揉和挤压力度要适当，不可过于用力。（图 4-26）

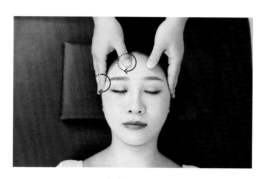

图 4-26

第二节　面部小颜整骨术

一、额骨矫正和塑形

额骨既属于基础骨，也属于目标骨。额骨通常有三种问题会影响我们的面部美观度：第一种是额两侧高低不对称，第二种是额骨前后旋移，第三种是额骨有部分前凸，甚至出现长了两个"角"的现象。当然，额骨的这三种问题也有可能同时存在其中的两种或三种的情况，这个就属于混合性移位了，需要分别矫正。

1. 额骨两侧高低不对称的矫正

矫正原则：将低侧额骨往上推移调整，将高侧额骨往下推移调整，让额骨两侧对称。

矫正手法：

（1）额骨下移的矫正手法

顾客仰卧，术者左手掌贴住低侧额骨上方的顶骨，右手掌根抵住要调整的额骨低侧下缘，嘱咐顾客吸气、足背屈朝上绷紧，左手吸附固定，右手往上方发力，等到力发到尽头后，保持住这个力度停留 3 秒，然后，嘱咐顾客吐气、足尖朝下伸直，等顾客吐完气、脚背完全伸直后，再发一次闪动力以固定额骨，同样的手法可根据骨骼移位程度和顾客耐受状况重复 3～5 次。（图 4-27）

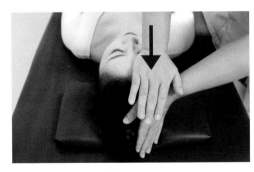

图 4-27

（2）额骨上移的矫正手法

顾客仰卧，术者左手掌贴住高侧额骨上方的顶骨，右手掌根抵住要调整的额骨高侧上缘，嘱咐顾客吸气、足背屈朝上绷紧，左手吸附固定，右手往下方发力，等到力发到尽头后，保持住这个力度停留 3 秒，然后，嘱咐顾客吐气、足尖朝下伸直，等顾客吐完气、脚背完全伸直后，再发一次闪动力以固定额骨，同样的手法可根据骨骼移位程度和顾客耐受状况重复 3 ～ 5 次。（图 4-28）

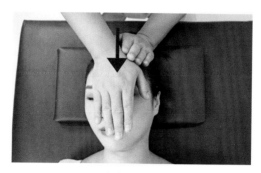

图 4-28

（3）额骨两侧高低不对称同步矫正手法

对于手法操作比较熟练的整骨师，亦可以采用两侧同步矫正手法，具体如下：

顾客仰卧，术者右手掌根抵住额骨的较高一侧，左手掌根抵住额骨较低一侧，嘱咐顾客吸气、足背屈朝上绷紧，右手往下方，左手往上方，两手同时缓缓发力，等到力发到尽头后，保持住这个力度停留 3 秒，然后，嘱咐顾客吐气、足尖朝下伸直，等顾客吐完气、脚背完全伸直后，再发一次闪动力以固定额骨，同样的手法可根据骨骼移位程度和顾客耐受状况重复 3 ～ 5 次。（图 4-29）

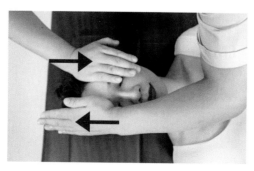

图 4-29

2. 额骨整体上、下移位的矫正

大部分的顾客需要将额骨上移，让"天庭饱满"，同时将面颅和筋膜整体上提，让人显得更年轻、紧致。也有少数顾客是额骨过于偏上，是需要把额骨下移矫正，让面颅的整体更加符合面部比例，让脸型更加美观、和谐。

矫正原则：将整体下移的额骨往上推移调整，将整体上移的额骨往下推移调整。

矫正手法：

（1）额骨整体下移的矫正手法

顾客仰卧，术者左手掌抵在顶骨中间，右手拇指和食指分别抵住额骨左右两侧，嘱咐顾客吸气、足背屈朝上绷紧，两手同时往后上方发力，等到力发到尽头后，保持住这个力度停留3秒，然后，嘱咐顾客吐气、足尖朝下伸直，等顾客吐完气、脚背完全伸直后，再发一次闪动力以固定额骨，同样的手法可根据骨骼移位程度和顾客耐受状况重复3～5次。（图4-30）

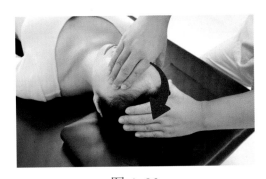

图 4-30

（2）额骨整体上移的矫正手法

顾客仰卧，术者左手掌抵在顶骨中间，右手拇指和食指分别抵住额骨左右两侧，嘱咐顾客吸气、足背屈朝上绷紧，两手同时往前下方发力，等到力发到尽头后，保持住这个力度停留3秒，然后，嘱咐顾客吐气、足尖朝下伸直，等顾客吐完气、脚背完全伸直后，再发一次闪动力以固定额骨，同样的手法可根据骨骼移位程度和顾客耐受状况重复3～5次。（图4-31）

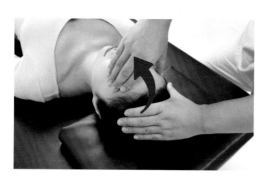

图 4-31

3. 额骨两侧前、后旋移的矫正

矫正原则：将额骨旋前一侧往后推移调整，将额骨旋后一侧往前推移调整。

矫正手法：

（1）额骨旋前侧的矫正手法

顾客仰卧，头偏于一侧，旋前侧面朝上，左手掌根抵住同侧顶骨侧面，右手掌根抵住额骨的旋前侧，嘱咐顾客吸气、足背屈朝上绷紧，两手同时往侧后方缓缓发力，等到力发到尽头后，保持住这个力度停留 3 秒，然后，嘱咐顾客吐气、足尖朝下伸直，等顾客吐完气、脚背完全伸直后，再发一次闪动力以固定额骨，同样的手法可根据骨骼移位程度和顾客耐受状况重复 3 ～ 5 次。（图 4-32）

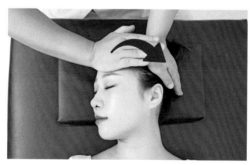

图 4-32

（2）额骨旋后侧的矫正手法

顾客仰卧，头偏于一侧，旋后侧面朝上。术者左手掌根抵住同侧顶骨侧面，右手掌根抵住额骨的旋后侧，嘱咐顾客吸气、足背屈朝上绷紧，两手同时往侧前方缓缓发力，等到力发到尽头后，保持住这个力度停留3秒，然后，嘱咐顾客吐气、足尖朝下伸直，等顾客吐完气、脚背完全伸直后，再发一次闪动力以固定额骨，同样的手法可根据骨骼移位程度和顾客耐受状况重复3～5次。（图4-33）

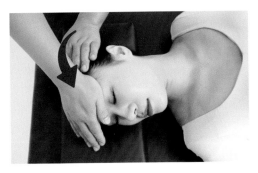

图 4-33

4. 额骨前凸的矫形

矫形原则：将凸起的额骨部分按压平整，再辅之以推、抒等手法，让凸起部分的骨骼、筋膜、肌肉等自然连贯，与面颅整体和谐一体。

矫形手法：顾客仰卧，术者双手拇指重叠或以掌根抵住额骨前凸处，嘱咐顾客吸气、足背屈朝上绷紧，放在额骨上的拇指或掌根缓缓发力按压，等到力发到尽头后，保持住这个力度停留3秒，然后，嘱咐顾客吐气、足尖朝下伸直，等顾客吐完气、脚背完全伸直后，再以拇指或掌根左右、上下推抒，抚平、抒顺筋膜等软组织，同样的手法可根据额骨前凸程度和顾客耐受状况重复3～5次。（图4-34）

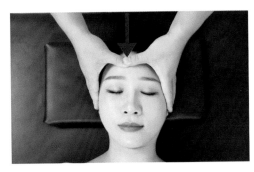

图 4-34

骨骼调整仪矫形：顾客仰卧，术者将仪器调到合适的挡位，一手握仪器柄，另一手拇指和食指扶住枪头，将枪头抵住额骨前凸点，连续发力，如果顾客的凸出点面积较大，我们可以从内往外移动枪头，紧推慢移，连续发力，如果额骨上是两个凸出点，我们可以先给一个矫形，然后再给另一个矫形。根据顾客的额骨前凸程度和耐受情况可重复操作 2～3 次。（图 4-35）

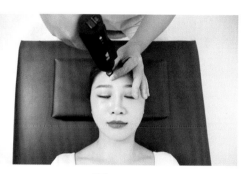

图 4-35

二、眉部矫形

眉骨，又称为"眉棱骨"，额骨的眶部，位于眶上缘上方眉毛底下的弓状隆起骨骼。眉毛是人体面部位于眼睛上方的毛发，对眼睛有保护作用，在面部占有重要的位置，双眉的舒展、收拢、扬起、下垂可反映出人的喜、怒、哀、乐等复杂的内心活动。面相风水学认为，眉毛对人的运气、名望都有影响。眉毛的高低不对称、眉尾下垂等都会影响美观，所以需要矫形，从而让面部五官协调、精致美丽。

在小颜整骨中，常见的眉部矫形是矫正高低眉、上提下垂眉。横向对比两边眉毛的眉头、眉峰和眉尾，观察它们有没有一边高一边低的现象，如果有就属于高低眉，需要矫正；如果两边眉尾都比较低或者眉毛整体都比较低，有压着眼睛的感觉，这就是下垂眉，也需要矫正。

1. 高低眉的矫正

高低眉的形成主要是由于额骨两侧高低不对称和额部、眉部的软组织松弛下垂引起的，所以，眉毛的矫形主要就是调整额骨在眉部的高低和增加软组织的韧性。

矫形原则：将低侧的眉头、眉峰或眉尾调高塑形，让两边的眉部对称即可。如果是下垂眉，将两边的眉毛都调高塑形。

矫形手法：

（1）软组织手法

①术者双手食指、中指合拢以指腹按揉放松眉毛周围软组织，双手拇指、食指合力夹住印堂处皮下组织，提捏起，顺着眉毛往外上侧推移，每推一步做提拉动作，一直提捏到侧发际即可，不能太快，如此反复3～5次，操作完一侧再操作另一侧。（图4-36）

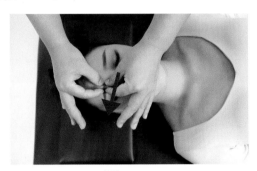

图4-36

②术者双手拇指、食指合力夹住眉头处皮下组织，提捏起，往额头上方推移，每推一步做提捏动作，一直提捏到前发际即可，不能太快，如此反复3～5次，操作完眉头再以同样的手法操作眉峰、眉尾和眼角处，然后再操作另一侧。（图4-37）

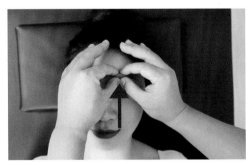

图4-37

（2）眉骨手法

顾客仰卧，术者双手拇指重叠，抵住低侧眉毛需要调整的眉骨下缘，嘱咐顾客闭上眼睛、吸气、足背屈朝上绷紧，拇指往内上方缓缓发力，等到力发到尽头后，保持这个力度停顿3秒，然后，嘱咐顾客吐气、足尖朝下伸直，等顾客气吐完、脚背完全伸直后，再发一次闪动力固定住，根据顾客的眉骨高低程度和耐受状况，重复以上动作3～5次。具体的发力点有眉头、眉峰和眉尾三处，眉头点的发力方向是往内上方，眉峰点的发力方向是往上方，眉尾点的发力方向是往外上方。（图4-38）

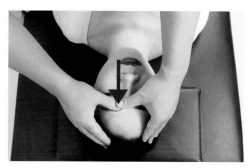

图 4-38

（3）骨骼调整仪矫形

顾客仰卧，术者将仪器调到合适的挡位，一手握仪器柄，一手拇指、食指扶住枪头，将枪头抵在需要调整的眉骨下缘处，往斜上方发力矫形，每个点根据顾客眉骨高低程度和耐受情况可重复操作2～3次。具体的发力点有眉头、眉峰和眉尾三处，眉头点的发力方向是往内上方，眉峰点的发力方向是往上方，眉尾点的发力方向是往外上方。（图4-39）

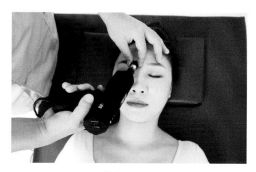

图 4-39

王红锦经验：

一般在高低眉的矫形中，我们会把两边的软组织和眉骨都做调整，在低侧，我们增加矫形力度和次数，在高侧，力度和次数会少一些，以保证两侧的眉部对称和美观。两侧都调整的目的是为了防止眉部下垂，保持眉毛和眼部的紧致、上提。

三、眼部矫形

眼睛是重要的视觉器官，同时也是容貌的中心，是容貌美的重点和主要标志。人们对容貌的审视，先从眼睛开始。一双清澈明亮、妩媚动人的眼睛，不但能增添容貌美，使之更具魅力，而且能遮去或掩饰面部其他部位的不足。

眼部的大小形态和是否对称，眼周的皱纹和脂肪分布都会影响眼部的审美，比如随着年龄增长，眼部变小、两侧不对称导致的大小眼、眼纹、眼袋等都会影响眼部的美观。出现上述情况，我们要及时矫形，让眼部快速恢复美丽、青春的状态。

1. 小眼扩大矫形

随着年龄增长，我们的眼部由于重力作用和一些不良用眼习惯等原因，导致眼部软组织下垂，经络气血堵塞，甚至会影响眼眶周围的骨性结构，导致眼睛越来越小、耷拉、无神，也有一些顾客由于两侧眼部气血供应不一致而形成大小眼。

矫形原则：将变小的眼眶扩大，变短的眼眶扩长。

矫形手法：

（1）上眼眶手法

顾客仰卧，术者双手拇指重叠，抵住眼眶眶上缘内侧点（比眉骨下缘略低），嘱咐顾客闭上眼睛、吸气、足背屈朝上绷紧，拇指往内上方缓缓发力，等到力发到尽头后，保持这个力度停顿 3 秒，然后，嘱咐顾客吐气、足尖朝下伸直，等顾客气吐完、脚背完全伸直后，再发一次闪动力固定住，根据顾客的眼眶大小程度和耐受状况可重复以上动作 2～3 次。以上手法是以眶上缘中间点为例示范的，其余四个点的手法同上，只是发力点和发力方向有变化。眼眶上缘具体的发力点有眶上缘内侧点、中间点和外侧点三处，内侧点的发力方向是往内上方，中间点的发力方向是往上方，外侧点的发力方向是往外上方。如果眼睛比较短，需要拉长矫形还要在眶上缘外侧点往外增加一个点来矫形，发力方向也是往外上方。（图 4-40）

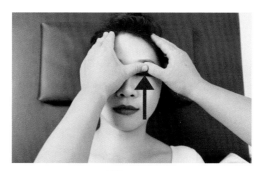

图 4-40

（2）下眼眶手法

顾客仰卧，术者双手拇指重叠，抵住眼眶眶下缘内侧点，嘱咐顾客闭上眼睛、吸气、足背屈朝上绷紧，拇指往内下方缓缓发力，等到力发到尽头后，保持这个力度停顿 3 秒，然后，嘱咐顾客吐气、足尖朝下伸直，等顾客气吐完、脚背完全伸直后，再发一次闪动力固定住，根据顾客的眼眶大小程度和耐受状况可重复以上动作 2 ～ 3 次。以上手法是以眶下缘内侧为例的，其余四个点的手法同上，只是发力点和发力方向有变化。眼眶下缘具体的发力点有眶下缘内侧点、中间点和外侧点三处，内侧点的发力方向是往内下方，中间点的发力方向是往下方，外侧点的发力方向是往外下方。如果眼睛比较短，需要拉长矫形还要在眶上缘外侧点往外再增加一个点来矫形，发力方向也是往外下方。（图 4-41）

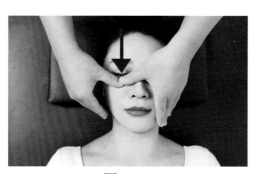

图 4-41

王红锦经验：

在上眼眶扩大手法比较熟练的情况下，整骨师可以上下眼眶一起矫形，手法是一手大拇指抵住眶上缘需要矫形的点，另一手拇指抵住眶下缘需要矫形的点，同时发力矫形。（图 4-42）

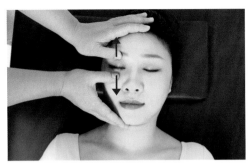

图 4-42

（3）骨骼调整仪矫形

顾客仰卧，术者将仪器调到合适的挡位，一手握仪器柄，另一手拇指和食指扶住枪头，将枪头抵住内上方眶上缘处，开始矫形，每个点可根据顾客眼眶大小程度和耐受情况重复操作 2～3 次。（图 4-43）

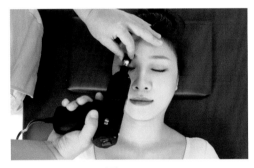

图 4-43

2. 大小眼矫形

大小眼的矫正手法和骨骼调整仪矫形方法同"小眼扩大矫形"，要根据顾客眼睛的大小程度，把矫形重点放在小侧的眼部，在小侧的眼部矫形力度和次数适度增加，在大侧眼部的力度和次数适当减少，力求两眼大小对称、和谐。

3. 眼袋和眼周皱纹

眼袋系下睑皮肤，皮下组织、肌肉及眶膈松弛，眶后脂肪肥大，形成袋状突起称眼袋。眼部皮肤很薄，容易发生水肿现象；遗传也是眼袋出现的一个重要的因素，眼袋会随着年龄的增长愈加明显；睡前喝水，第二天也容易造成眼部浮肿；此外，肾脏不太好、睡眠不足或疲劳都会造成眼袋，这种现象容易使人显得苍老憔悴。

眼周周围及鱼尾纹的形成，是因为神经内分泌功能减退，蛋白质合成率下降，真皮层的纤维细胞活性减退或丧失，胶原纤维减少、断裂，导致皮肤弹性减退，眼周皱纹增多，以及日晒、干燥、寒冷、洗脸水温过高、表情丰富、吸烟等导致纤维组织弹性减退，眼周皱纹增加。在人眼角和鬓角之间出现的皱纹，其纹路与鱼尾巴上的纹路很相似，故被称为鱼尾纹。因眼轮匝肌长期收缩引起的动力性皱纹，鱼尾纹呈放射状。

（1）消除方法

眼袋的消除手法和塑形枪法参见本书第五章第一节"面部消脂塑形"，眼周皱纹的消除手法和塑形枪法参见本书第五章第二节"面部去皱与提升"。

（2）预防方法

保湿和防晒：注意眼部皮肤的保湿补水和防晒工作。

生活规律：生活要有规律，少熬夜，保证足够的睡眠，不吸烟，不喝酒，多运动。晚上如果休息不好，会加重眼部疲劳状况。

（3）适度放松眼部

每工作2个小时以后就应该站起来让眼睛休息一下，眺望一下远方，轻轻按摩眼眶，然后闭眼5分钟，让眼部得到充分放松。

四、丰太阳穴

太阳穴在耳郭前面，前额两侧，外眼角延长线的上方，在两眉梢后凹陷处。（图4-44）在中国人的传统审美观中，丰盈饱满的额头象征着智慧和福禄，当太阳穴有缺陷，可以采用丰太阳穴来进行改善。

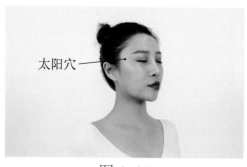

图 4-44

太阳穴在传统医学上被称之为"颞"，颞部凹陷的人影响脸形上半部分的轮廓。太阳穴部位很容易被忽视，有些人明明眼睛、鼻子都很完美，但整体上给人的感觉就是不舒服，其实，真正的关键就在于太阳穴。

1. 太阳穴凹陷矫形

很多人因先天或后天咀嚼习惯等因素导致颧弓比较宽，随着年龄增长，脸部胶原蛋白流失，太阳穴处的皮下组织就开始萎缩，太阳穴就会显得凹陷。出现这种情况，需要及时矫形，改善太阳穴凹陷的问题，还一个漂亮、饱满的颞骨轮廓。

矫形原则：将宽的颧弓缩窄，然后再将四周的软组织向太阳穴处推移。

矫形手法：

（1）颧弓缩窄手法

参见本节下篇的"颧弓外扩矫形"的矫形手法。

（2）软组织手法

顾客仰卧，术者双手拇指指腹从前额中线向一侧太阳穴凹陷区域推挌，推挌时注意指腹贴着额头，力度渗透，如此反复推挌3～5次，把前额部的软组织推至太阳穴凹陷处；然后以同样的手法分别从太阳穴凹陷处的上方、后方、下方往凹陷处推挌软组织。（图4-45）再将太阳穴凹陷处的筋膜等软组织提捏5～8次，让凹陷处的软组织微微发红、发热以激活气血，达到让太阳穴处饱满、红润的效果。（图4-46）操作完一侧，再以同样的手法操作另一侧。

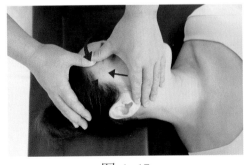

图 4-45

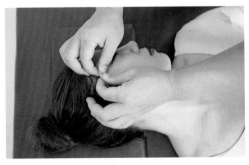

图 4-46

（3）骨骼调整仪矫形

①颧弓缩窄骨骼调整仪器矫形。参见本节下篇的"颧弓外扩矫形"的骨骼调整仪矫形方法。

②太阳穴软组织塑形枪法。顾客仰卧，术者将仪器调到合适的挡位，把枪头更换成T型去皱探头，一手握仪器柄，另一手拇指和食指扶住枪头，将T型枪头侧倾抵在额头中间，扣动扳机向一侧太阳穴凹陷处推移软组织，根据顾客太阳穴凹陷程度和耐受情况可重复操作 2～3 次，然后，再以同样的枪法分别从太阳穴凹陷处的上方、后方、下方往凹陷处推移软组织，操作完一侧再以同样的方法操作另一侧。（图 4-47）

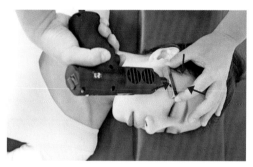

图 4-47

五、颧骨矫形

颧骨是影响脸型的重要因素，它的高低、大小、是否对称在很大程度上影响了面部的脸型和美观度。颧骨的移位有三个方向，一种是颧弓外扩，就是我们平常讲的颧骨宽；另一种是颧骨水平位的高低不对称，一侧比较靠上，离眼部比较近，一侧比较靠下，离嘴巴比较近；还有一种是颧骨前凸后旋，一侧往前旋移凸出，给人的感觉是颧骨比较大，一侧往后旋移，给人的感觉是这侧的颧骨更小，导致两侧颧骨看起来大小不一致。一部分顾客会出现上述颧骨移位中一种形式的移位，也有很大一部分顾客会出现上述两种或三种混合型的移位，需要诊断分析，分型逐步矫正。

1. 颧骨高低不对称矫形

矫形原则：常见的情况是将低侧的颧骨往高调整，让两侧颧骨在一条水平线上对称，如果高的一侧位置合理，那高的一侧就不需要再调整；如果高侧那一边的颧骨过高，也需要将高侧的颧骨往低调整。在实际应用中，将高侧颧骨往下调整得比较少，因为高侧的颧骨往下调后，会引起一部分软组织下垂，影响美观。

矫形手法：

（1）低侧颧骨矫形手法

顾客仰卧，术者左手掌抵住要调整颧骨上方的额骨，右手掌根抵住低侧颧骨下缘处，嘱咐顾客吸气、足背屈朝上绷紧，两手同时往上方缓缓发力，右手为主，左手为辅，等到力发到尽头后，保持住这个力度停留3秒，然后，嘱咐顾客吐气、足尖朝下伸直，等顾客吐完气、脚背完全伸直后，再发一次闪动力以固定颧骨，同样的手法可根据骨骼移位程度和顾客耐受状况重复3～5次。（图4-48）

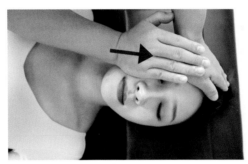

图 4-48

（2）高侧颧骨矫形手法

顾客仰卧，术者左手掌抵住要调整颧骨上方的额骨，右手掌根抵住高侧颧骨上缘处，嘱咐顾客吸气、足背屈朝上绷紧，两手同时往下方缓缓发力，右手为主，左手为辅，等到力发到尽头后，保持住这个力度停留3秒，然后，嘱咐顾客吐气、足尖朝下伸直，等顾客吐完气、脚背完全伸直后，再发一次闪动力以固定颧骨，同样的手法可根据骨骼移位程度和顾客耐受状况重复3～5次。（图4-49）

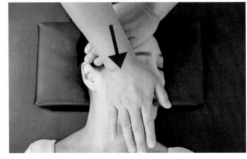

图 4-49

（3）骨骼调整仪矫形

①低侧颧骨矫形枪法：顾客仰卧，术者将仪器调到合适的挡位，一手握仪器柄，另一手拇指和食指扶住枪头，将枪头抵住低侧颧骨下缘，从颧骨平面和侧面交接处开始调整，枪头往内移动，紧推慢移，连续发力，一直到颧骨和上颌骨连接处，根据顾客的颧骨高低程度和耐受情况可重复操作 2～3 次。（图 4-50）

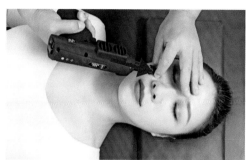

图 4-50

②高侧颧骨矫形枪法：顾客仰卧，术者将仪器调到合适的挡位，一手握仪器柄，另一手拇指和食指扶住枪头，将枪头抵住高侧颧骨上缘，从颧骨平面和侧面交接处开始调整，枪头往内移动，紧推慢移，连续发力，一直到颧骨和上颌骨连接处，根据顾客的颧骨高低程度和耐受情况可重复操作 2～3 次。（图 4-51）

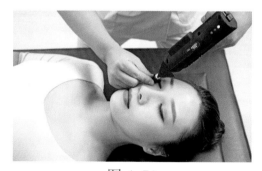

图 4-51

2. 颧弓外扩矫形

矫形原则：颧骨外扩就会让两侧颧骨显得过于宽大，让脸型失去柔美感，矫形的原则是将宽的颧弓往内缩窄，让脸型柔美和谐。

矫形手法：顾客仰卧，头偏于一侧，需要调整的一侧面朝上。术者左手掌贴于头颞部，右手手掌根抵住颧弓的最宽点，嘱咐顾客吸气、足背屈朝上绷紧，左手吸附固定，右手往内上方缓缓发力，等到力发到尽头后，保持住这个力度停留3秒；然后，嘱咐顾客吐气、足尖朝下伸直，等顾客吐完气、脚背完全伸直后，再发一次闪动力以固定颧骨，同样的手法可根据顾客颧弓宽窄程度和耐受状况重复3～5次。（图4-52）

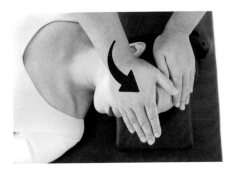 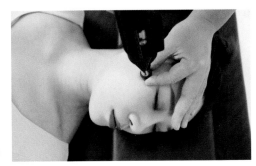

图4-52　　　　　　　　　　　　　　　图4-53

王红锦经验：

有一些先天性遗传的颧骨特别宽大的顾客，骨骼硬、骨缝间隙小，因此，缩窄的空间会小，操作难度大，见效慢，需要的时间和次数就会更多。对于这样的顾客，操作前的肌肉放松动作和基础骨的松解就需要更加重视，这样操作的效果才会更好。对于一些后天因素造成的颧弓过宽的顾客，比如经常吃硬的、耐咀嚼的食物等形成的咬肌大、宽颧骨，以及经常单边咀嚼、侧卧导致的两侧颧骨宽窄不一的顾客，手法矫正见效快。当然，顾客后期还要改变单边咀嚼、侧卧等不正确的生活习惯，效果就能更持久。

骨骼调整仪矫形：

顾客仰卧，头偏于一侧，要调整的一侧面朝上。术者将仪器调到合适的挡位，一手握仪器柄，另一手拇指和食指扶住枪头，将枪头抵住颧弓处，从耳前约一横指的地方开始调整，从后至前，紧推慢移，连续发力，一直到颧骨最高点，根据顾客的颧弓宽窄程度和耐受情况可重复操作2～3次。（图4-53）

3. 颧骨前凸、后旋矫形

矫形原则：将旋前凸出侧的颧骨往后推移调整，将旋后侧的颧骨往前推移调整。

矫形手法：

（1）旋前侧颧骨矫形手法

顾客仰卧，头偏于一侧，要调整的一侧面朝上。术者左手掌抵住旋前侧颧骨后方的颞骨，右手掌根抵住旋前侧颧骨前凸处，嘱咐顾客吸气、足背屈朝上绷紧，两手同时往后方缓缓发力，右手为主，左手为辅，等到力发到尽头后，保持住这个力度停留3秒，然后，嘱咐顾客吐气、足尖朝下伸直，等顾客吐完气、脚背完全伸直后，再发一次闪动力以固定颧骨，同样的手法可根据顾客的颧骨移位程度和耐受状况重复3～5次。（图4-54）

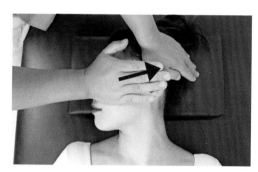

图 4-54

（2）旋后侧颧骨矫形手法

顾客仰卧，头偏于一侧，要调整的一侧面朝上。术者左手掌抵住旋后侧颧骨后方的颞骨，右手掌根抵住旋后侧颧骨弓处，嘱咐顾客吸气、足背屈朝上绷紧，两手同时往前方缓缓发力，右手为主，左手为辅，等到力发到尽头后，保持住这个力度停留3秒，然后，嘱咐顾客吐气、足尖朝下伸直，等顾客吐完气、脚背完全伸直后，再发一次闪动力以固定颧骨，同样的手法可根据顾客的颧骨移位程度和耐受状况重复3～5次。（图4-55）

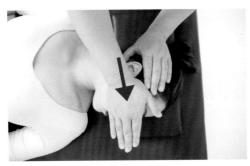

图 4-55

（3）骨骼调整仪矫形

①旋前侧颧骨枪法：顾客仰卧，术者将仪器调到合适的挡位，一手握仪器柄，另一手拇指和食指扶住枪头，将枪头抵住颧骨前凸点开始调整，连续发力。根据顾客的颧骨移位程度和耐受情况可重复操作 2～3 次。（图 4-56）

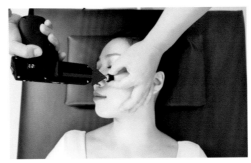

图 4-56

②旋后侧颧骨枪法：顾客仰卧，术者将仪器调到合适的挡位，一手握仪器柄，另一手拇指和食指扶住枪头，将枪头倾斜 45° 左右抵住颧弓，从耳前一横指开始调整，枪头从后往前，紧推慢移，连续发力，一直到颧骨和上颌骨连接处，根据顾客的颧骨移位程度和耐受情况可重复操作 2～3 次。（图 4-57）

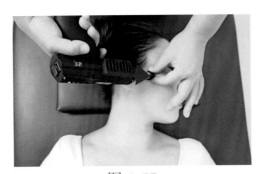

图 4-57

王红锦经验：

颧骨的高低、宽窄、前后移位是形成大小脸的主要原因之一，颧骨的移位往往伴随着颞骨、枕骨、顶骨、额骨、下颌骨的移位，这时需要将头面部的骨骼作为一个整体来分析，综合矫正，才能取得更好的疗效。

六、苹果肌和泪沟塑形

"苹果肌"的位置是在眼睛下方两厘米处的肌肉组织，呈倒三角形状，又称为"笑肌"。饱满的"苹果肌"可以让脸颊呈现出如苹果般的曲线，即使不笑，看起来也像在笑。微微一笑，感觉更为甜美，随着年龄增长和面部表情等因素，颧骨会下垂和外扩，上颌骨下移以及面部胶原蛋白流失，苹果肌会逐渐下垂，从而给人一种老气的感觉。

"泪沟"通常是指由内眼角开始出现在下眼睑靠鼻侧的一条凹沟，是由于眼眶隔膜下缘的软组织萎缩、下垂而生成的，有的人甚至可延伸到脸颊。由于泪沟的凹陷与周围皮肤的对比映衬，使下睑组织看起来有些臃肿、凸出，很容易被认为是眼袋，但其实那只是泪沟变深给人的错觉。泪沟一般是天生的，但随着年龄增长，上颌骨下移和内陷，皮下脂肪日渐萎缩，皮肤会变薄并因弹性降低而下垂，泪沟会变得越来越明显，所以人会很显老。

1. 苹果肌和泪沟塑形

苹果肌和泪沟这两个部位通常都是互相关联的，所以苹果肌下垂和泪沟两个部位的问题，我们会通过颧骨、上颌骨的矫正和肌肉、筋膜等软组织激活、提升来同步改善。

矫形原则：将下垂、外扩的颧骨上提、内收，将下移、内陷的上颌骨上提、前推，让颧骨和上颌骨回归到正确位置，将下垂的肌肉和筋膜等软组织激活和上提。

矫形手法：

（1）骨骼归位手法

顾客仰卧，张口。术者戴医用手套，以右手大拇指抵住口腔内腭横缝和牙槽交界处，左手大拇指抵住颧骨下缘，掌面同时夹住颧骨外侧，嘱咐顾客吸气、足背屈朝上绷紧，两手同时发力，右手从口腔内往前上方推，左手掌根往上、掌面往内同时发力，三股力形成一股合力，把上颌骨、颧骨同时推移到正确位置，等到力发到尽头后，保持住这个力度停留3秒，然后，嘱咐顾客吐气、足尖朝下伸直，等顾客吐完气、脚背完全伸直后，再发一次闪动力以固定上颌骨和颧骨，同样的手法可根据骨骼移位程度和顾客耐受状况重复3～5次。（图4-58）

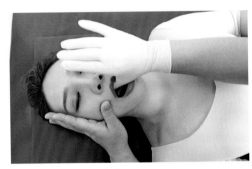

图 4-58

（2）软组织手法

顾客仰卧。术者左手扶住额头固定头部，右手掌抵住苹果肌下缘，右手往上方缓缓发力推移苹果肌，等到力发到尽头后，保持住这个力度停留3秒，同样的手法可根据苹果肌下移程度和顾客耐受状况重复3～5次。（图4-59）然后，术者双手拇指、食指合力夹住苹果肌处的肌肉和筋膜，顺着颧骨往上方推移，每推一步同时做提拉动作，一直提捏到下眼睑处即可，不能太快，如此反复3～5次以激活和提升软组织，操作完一侧再以同样的手法操作另一侧。（图4-60）

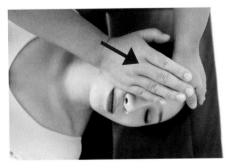

图 4-59

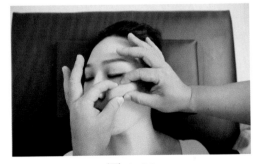

图 4-60

预防和美化：

◆通过微笑，可以锻炼苹果肌，让苹果肌往上提升，改变脸部下垂的现象。

◆补充胶原蛋白，保持良好的生活规律，通过饮食来改善皮肤问题，如多吃猪皮、猪脚、蜂胶、燕窝等护肤食品，延缓皮肤衰老。

◆多做提拉按摩，按摩的手法就是将面部往上提拉。

◆日常化妆时，在苹果肌部位打上高光，从视觉上可以让人感觉苹果肌更饱满。

◆通过医学美容，例如医学注射、线雕等，但是这种方式并不是所有人都适合的，在做之前一定要先咨询专业的医生。

七、鼻部矫形

鼻子的形态因种族不同而有显著的差异。欧美人以高鼻梁为美，高鼻梁看起来挺拔健美；中国人颜面较纤巧，额骨鼻突处一般低平，鼻梁以小巧细窄为美，额骨鼻突至鼻尖，男性近似直线，女性微具凹弧，鼻端微翘，曲线较柔和。但是，完美无缺的人是不存在的，只要鼻子的形态在面部整体形态中的比例协调即佳。

1. 塌鼻梁挺高

鼻子是五官中最容易被注意到的部位，鼻子高挺，整个面部的立体感也就上去了。对于塌鼻，鼻梁基础较好的通过手法就可以达到较好的挺高效果；对于一些鼻骨过于塌陷、鼻基底基础差、期望值特别高的顾客，则建议采用其他医美方式来达到变美目的，比如手术或者注射等方法，具体情况请咨询专业人士。

矫形原则：将外扩的鼻甲往内收窄，将塌陷的鼻梁挺高塑形。

矫形手法：

（1）释放鼻骨

顾客仰卧。术者右手掌根抵住额部，左手拇指或掌根抵住同侧鼻骨侧面，右手往外上方，左手顺着鼻骨往内下方，两手同时发力，操作完一侧以同样的手法操作另一侧，此手法每侧可重复操作 3～5 次，以松解鼻骨与额骨、上颌骨之间的缝隙，释放鼻骨。（图 4-61）

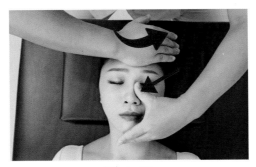

图 4-61

（2）内推鼻甲

术者左手拇指往上抵住鼻根旁额骨，右手拇指抵住鼻甲最宽处，嘱咐顾客吸气、足背屈朝上绷紧，右手拇指从鼻甲最宽处内上方缓缓推动，左手起固定作用，右手为主，左手为辅，等到力发到尽头后，保持住这个力度停留3秒，然后，嘱咐顾客吐气、足尖朝下伸直，等顾客吐完气、脚背完全伸直后，再发一次闪动力以固定鼻骨，根据顾客鼻甲外扩程度和耐受情况可重复操作3～5 次，将鼻甲内收让鼻梁增高。（图 4-62）

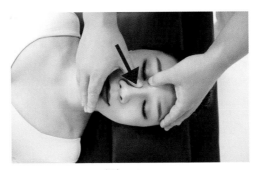

图 4-62

（3）从口腔内往前推鼻底

顾客仰卧，张口。术者戴医用手套，以右手大拇指抵住口腔内腭横缝中点处，左手拇指和食指同时夹住鼻梁根部，嘱咐顾客吸气、足背屈朝上绷紧，两手同时发力，右手从口腔内往前上方推，同时左手拇指和食指将鼻根部提捏起来往前方发力，把鼻基底往前推移，等到力发到尽头后，保持住这个力度停留3秒，然后，嘱咐顾客吐气、足尖朝下伸直，等顾客吐完气、脚背完全伸直后，再发一次闪动力以固定上颌骨和鼻骨，同样的手法可根据鼻梁塌陷程度和顾客耐受状况重复3～5次。（图4-63）

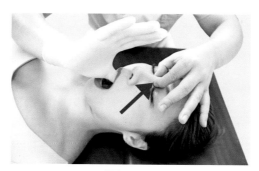

图 4-63

（4）提捏鼻梁

术者双手拇指和食指夹住鼻梁根部，嘱咐顾客吸气、足背屈朝上绷紧，双手拇指和食指将鼻根部提捏起来往前方发力，等到力发到尽头后，保持住这个力度停留3秒，然后，嘱咐顾客吐气、足尖朝下伸直，等顾客吐完气、脚背完全伸直后，再发一次闪动力以固定鼻骨，根据顾客鼻梁塌陷程度和耐受情况可重复操作3～5次，将鼻梁提捏挺起。（图4-64）

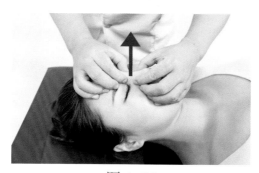

图 4-64

注意事项：

★操作后7～10天内要平躺睡觉，不要侧躺和趴着睡觉，平常睡觉也避免趴着睡觉，以免压住鼻梁。

★操作后7～10天内要注意不要揉压鼻子，让鼻子不受到撞击。

★用嘴巴呼吸是一种错误的呼吸方式，一定要及时纠正过来，要用鼻子呼吸。用嘴巴呼吸不仅会导致人的鼻子变塌，还会导致人的下巴后缩，所以说，要想鼻子变挺，一定要用鼻子呼吸。

★平常可以多捏捏自己的鼻子，记住一定要自下而上地推自己的鼻子，这样可以使鼻梁变得更加高挺，还可以使鼻头变小，鼻子变得更加好看，如果坚持的时间久的话，效果是非常明显的。

★平常可使用鼻梁增高器来辅助增高鼻梁。

2. 歪鼻矫正

鼻骨分为鼻硬骨和鼻软骨。歪鼻矫正主要矫正的是鼻硬骨，鼻部歪斜除了跟鼻骨本身有关以外，面部其他骨骼歪斜也会导致鼻骨歪斜，比如上颌、颧骨、颞下颌关节等移位都会在不同程度上影响鼻骨的形态和位置。因此，如果鼻骨歪斜是由其他面部骨骼歪斜导致的，我们还要将整个头面部骨骼进行全面诊断，先矫正好其他面部歪斜骨骼，然后再矫正鼻骨，这样鼻骨的稳定效果会更好。

顾客头面部骨骼歪斜除了跟头面部骨骼本身有关外，还跟脊柱、骨盆的关系密不可分。如果骨盆、脊柱歪斜移位也会影响全身的力学平衡，整骨师需要将顾客全身骨架系统做一个全面的诊断和矫正。这样，全身的骨架就能达到一个平衡状态，头面部骨骼的矫正效果也会更佳。本书限于章节篇幅，身体部分的骨架平衡矫正，我们就不再详细讲解了，如果有需要学习的同学，可以参考王红锦院长主编的《徒手整形实用技术》《骨盆平衡矫正术》《正骨整脊与体态矫正》等书。

矫形原则：将歪斜的鼻梁推正，回归到中线上。

矫形手法：

（1）释放鼻骨

顾客仰卧，术者右手掌根抵住额部，左手拇指或掌根抵住同侧鼻骨侧面，右手往外上方，左手拇指或掌根顺着鼻骨往内下方，两手同时发力，操作完一侧以同样的手法操作另一侧，此手法每侧可重复操作 3 ~ 5 次，以松解鼻骨与额骨、上颌骨之间的缝隙，释放鼻骨。（图 4-65）

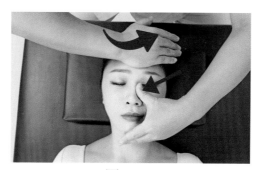

图 4-65

（2）歪鼻推正

观察鼻梁是从哪一处开始歪斜，从歪斜处开始矫正。术者右手拇指抵住鼻骨歪斜处，左手拇指按住对侧，嘱咐顾客吸气、足背屈朝上绷紧，右手从鼻骨歪斜处往对侧缓缓推动，左手起固定作用，右手为主，左手为辅，等到力发到尽头后，保持住这个力度停留 3 秒，然后，嘱咐顾客吐气、足尖朝下伸直，等顾客吐完气、脚背完全伸直后，再发一次闪动力以固定鼻骨，根据顾客鼻梁歪斜程度和耐受情况可重复操作 3 ～ 5 次，将鼻骨推至正位。（图 4-66）

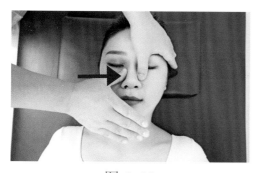
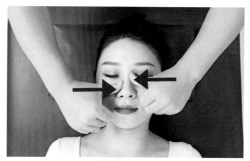

图 4-66   图 4-67

如果鼻骨有两处歪斜点，我们可以先以上述手法矫正鼻骨上面的歪斜处，再矫正鼻骨下面的歪斜处，如是"S"形的鼻骨歪斜，我们可以将左手拇指抵在上方歪斜处、右手拇指抵在下方歪斜处，嘱咐顾客吸气、足背屈朝上绷紧，两手同时往对侧缓缓发力推动，等到力发到尽头后，保持住这个力度停留 3 秒，以矫正"S"形的歪斜的鼻骨，然后，嘱咐顾客吐气、足尖朝下伸直，等顾客吐完气、脚背完全伸直后，再发一次闪动力以固定鼻骨。（图 4-67）

（3）骨骼调整仪矫形

顾客仰卧。术者将仪器调到合适的挡位，一手握仪器柄，另一手拇指和食指扶住枪头，将枪头抵在歪斜处的鼻骨侧，扣动扳机开始矫形，根据顾客鼻梁歪斜程度和耐受情况可重复操作 2 ～ 3 次。（图 4-68）如果顾客鼻黏膜脆弱、易出血，需谨慎操作或选择只用手法、不使用骨骼调整仪。

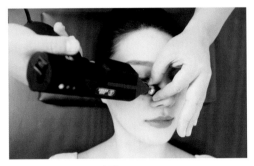

图 4-68

3. 消除鼻梁结节

鼻梁上生有结节，有高而明显的结节，也有鼻骨上生暗节，初看不显，细看才会发现，用手能触摸到的结节。这些在面相学上来讲都是不好的现象，需要矫形。

矫形原则：将结节揉开抚平，让它和鼻梁上下连贯、顺滑起来。

矫形手法：

（1）顾客仰卧，术者左手扶住额头，右手大拇指按揉鼻结节，按揉至微微发红、发热，将结节揉开、软化。（图 4-69）

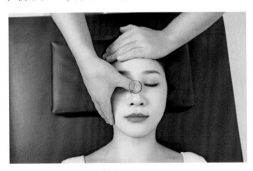

图 4-69

（2）双手大拇指从鼻结节处往上下两端推抹，将结节抚平、捋顺，直至结节变平，上下端连贯、顺滑。（图 4-70）

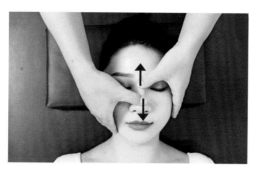

图 4-70

八、嘴巴和牙齿矫形

五官之美，缺一不可，而且需要讲究相对的关系，嘴巴为五官之一，其牙齿洁白与否都影响到面部下三分之一的美感。不同的嘴形在面相学中有不同的含义，但是从整体来说，嘴巴以双唇红润光泽、口方齿正为佳。

面相学认为，嘴角上扬的人乐观进取，较有人缘，可轻易与人建立和睦的人际关系；嘴角下垂的人个性较为偏执，人际关系并不佳；嘴形端正的人言语中规中矩，较少逞口舌之能或出口舌是非；嘴巴歪斜的人易与人产生口角或易招惹是非。

另外，若是因牙床原因或肌肉筋膜松弛引起的凸嘴唇、歪人中、歪嘴角、嘴角下垂都会对面部的美观造成影响，需要进行矫形。如果是因中风面瘫引起的口角歪斜，应先治愈原发疾病后，再来进行矫形。

1. 牙床前突矫正

牙床突出是常见骨性牙齿畸形的一种，轻度的牙床突出且牙齿间有足够空间的，想让牙齿恢复原位，可以通过手法矫形，严重的牙床突出要通过正牙手术，使得颌骨向后移动达到彻底矫正的目的，如果是牙齿排列不齐，可以通过矫治器进行矫治。

矫形原则：把前突的牙床后推矫形（要避开假牙的部位），让牙齿排列弧度平整、美观。如果顾客的牙齿前凸且牙齿挤在一起，那要先扩开牙缝，然后再后推牙床进行矫形；如果顾客的牙齿只是单纯前凸，没有牙齿挤在一起，可直接后推牙床进行矫形。

矫形手法：

（1）扩开牙缝

顾客仰卧，张口，放松。术者双手戴医用手套，双手拇指伸入口腔内，先矫正上牙床，双手拇指抵住最后两颗磨牙内侧牙龈，嘱咐顾客吸气、足背屈朝上绷紧，然后两手缓缓往外发力推动，等到力发到尽头后，保持住这个力度停留3秒，然后，嘱咐顾客吐气、足尖朝下伸直，等顾客吐完气、脚背完全伸直后，再发一次闪动力，根据顾客牙间距大小程度和耐受情况可重复操作3～5次，将上牙间距适度扩开，如下牙也需要矫形，再以同样的手法适度扩开下牙间距。（图4-71）

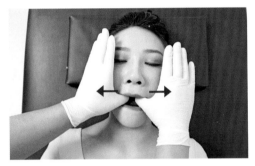

图4-71

（2）后推牙床

顾客仰卧，嘴巴闭拢。术者双手拇指重叠，先矫正上牙床，双手拇指抵在切牙牙龈处的唇上方，嘱咐顾客吸气、足背屈朝上绷紧，然后两手缓缓往后（口腔内）发力推动，等到力发到尽头后，保持住这个力度停留3秒，然后，嘱咐顾客吐气、足尖朝下伸直，等顾客吐完气、脚背完全伸直后，再发一次闪动力，根据顾客牙齿前凸程度和耐受情况可重复操作3～5次，将上牙前凸适度后推；上切牙部位矫形完后再往外侧移动，以同样的手法继续给其他牙齿矫形，一直到嘴角边牙床不凸出处为止，矫形完一侧牙齿再以同样的手法矫形另一侧牙床，如下牙床也需要矫形，再以同样的手法矫形下牙床。（图4-72）

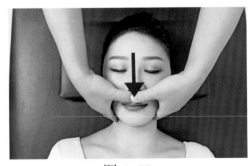

图4-72

（3）骨骼调整仪矫形

顾客仰卧。术者将仪器调到合适的挡位，术者一手握仪器柄，一手拇指和食指扶住枪头，先矫形上牙床再矫形下牙床，将枪头抵在切牙牙床上唇处，扣动扳机，从中间往外侧开始矫形，紧推慢移，一直到嘴角边，根据顾客牙床前凸程度和耐受情况可重复操作 2 ～ 3 次。（图 4-73）一侧矫形完成后，再以同样的方法给另一侧矫形。

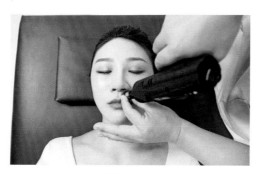

图 4-73

2. 歪嘴角、歪人中矫正

两边的上颌骨高低不对称、肌肉等软组织的形态、张力不一致都会导致歪人中、歪嘴角的形成，而歪嘴角、歪人中与左右两侧上颌骨高低不对称有关，常见的是人中和嘴角歪向哪一侧，哪一侧的上颌骨就会高。

歪人中和嘴角同时还受口周两侧肌肉、筋膜等软组织的形态、张力不一致的影响，比如一侧筋膜松弛下垂，就会导致这侧的嘴角下垂，两侧嘴角不对称形成歪人中和歪嘴角。还有一部分歪嘴角是颧骨不对称、颞下颌关节紊乱、歪下巴等问题导致的，这时就需要再矫正颧骨、颞下颌关节和下巴，中风、外伤等导致的歪嘴角、歪人中不在我们手法矫形的范畴。

矫形原则：将低侧上颌骨、颧骨往上推，让两侧上颌骨、颧骨高低一致、对称，将两侧肌筋膜张力恢复到对称，使歪斜的人中、嘴角矫正成功。

常见的情况是将低侧的上颌骨、颧骨和嘴角往高调整，让两侧上颌、颧骨和嘴角在一条水平线上对称，如果高的一侧位置合理，这侧就不需要再调整；如果高侧那一边的上颌骨和颧骨过高，也需要将高侧的上颌骨和颧骨往低调整。在实际应用中，将高侧上颌骨和颧骨往下调整的比较少，因为高侧的上颌骨和颧骨往下调后，会引起一部分软组织下垂，影响美观。

如果顾客的歪嘴角、歪人中还受颞下颌关节、下颌骨等部位的影响，那就要先矫正颞下颌关节、下颌骨等部位，然后再矫正歪嘴角、歪人中。

矫形手法：

（1）上颌骨和颧骨手法

顾客仰卧，张口，放松。术者双手戴医用手套，右手拇指伸入口腔内，抵住后两颗上磨牙的咬合面，左手掌根抵住同侧颧骨下缘处，嘱咐顾客吸气、足背屈朝上绷紧，两手同时往上方缓缓发力，等到力发到尽头后，保持住这个力度停留3秒，然后，嘱咐顾客吐气、足尖朝下伸直，等顾客吐完气、脚背完全伸直后，再发一次闪动力，同样的手法可根据骨骼移位程度和顾客耐受状况重复3～5次，将低侧上牙床适度调高。（图4-74）

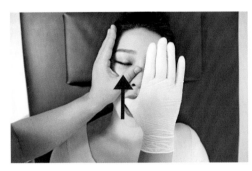

图 4-74

（2）软组织手法

顾客仰卧。术者双手拇指、食指合力夹住人中处的肌肉、筋膜等软组织，顺着上颌往外上侧提捏，每推一步做提拉动作，一直提捏到耳前即可，不能太快，如此反复3～5次，然后再以同样手法提捏嘴角、下巴处的软组织至耳根。（图4-75）

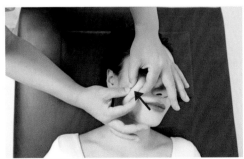

图 4-75

（3）骨骼调整仪矫形

枪法一：参考本章节的颧骨矫形中的"低侧颧骨矫形枪法"

枪法二：顾客仰卧，张口，放松。术者将仪器调到合适的挡位，双手戴医用手套，左手握仪器柄，右手拇指伸入口腔，抵住最后两颗上磨牙的咬合面，将枪头抵在口腔外右手拇指下面，扣动扳机，往上方开始矫形，根据顾客上颌骨的高低程度和耐受情况可重复操作 2 ～ 3 次。（图 4-76）

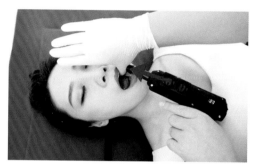

图 4-76

枪法三：顾客仰卧，术者将仪器调到合适的挡位，把枪头更换成 T 型去皱探头，一手握仪器柄，另一手拇指和食指扶住枪头，将 T 型枪头抵在嘴角外侧，扣动扳机开始发力去皱提升，从嘴角外侧往外上方到耳前，根据顾客嘴角和人中歪斜程度和耐受情况重复操作 2 ～ 3 次。（图 4-77）

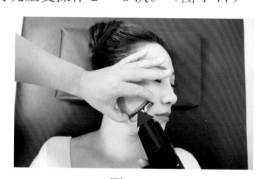

图 4-77

3. 下垂嘴角改微笑嘴角

随着年龄增长以及长期面部表情和口腔活动，上颌骨、颧骨等骨面会磨损、老化、下移，再加上肌肉、筋膜、皮肤等软组织的功能退化和松弛，就会出现嘴角下垂。嘴角下垂容易使人显得愁苦和衰老，需要及时进行矫形，让人更显年轻、漂亮。

矫形原则：将下移的上颌骨上推，将口周肌肉、筋膜、皮肤等下垂、松弛的软组织上提、激活，若是颧骨、额骨等其他面部的骨骼、软组织下移，就需要先把其他部位上提、激活，再做嘴角的矫形。

矫形手法：

（1）上颌骨手法

顾客仰卧，张口，放松。术者戴医用手套，双手拇指伸入口腔内，分别抵后两颗上磨牙的咬合面，嘱咐顾客吸气、足背屈朝上绷紧，两手同时往上方缓缓发力，等到力发到尽头后，保持住这个力度停留3秒，然后，嘱咐顾客吐气、足尖朝下伸直，等顾客吐完气、脚背完全伸直后，再发一次闪动力，同样的手法可根据上颌骨下移程度和顾客耐受状况重复3～5次，将两侧上牙床适度调高。（图4-78）

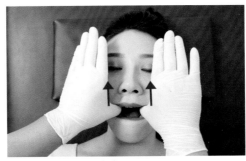

图 4-78

（2）软组织手法

顾客仰卧，术者双手拇指、食指合力夹住人中处的肌肉、筋膜等软组织，顺着上颌往外上侧提捏，每推一步做提拉动作，一直提捏到耳前即可，不能太快，如此反复3～5次；然后再以同样手法提捏嘴角、下巴处的软组织至耳根，操作完一侧再以同样的手法操作另一侧。（图4-79）

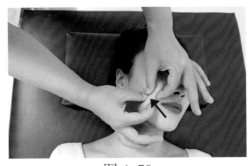

图 4-79

（3）骨骼调整仪矫形

枪法一：顾客仰卧，张口，放松。术者将仪器调到合适的挡位，双手戴医用手套，左手握仪器柄，右手拇指伸入口腔，抵住最后两颗上磨牙的咬合面，将枪头抵在口腔外右手拇指下面，扣动扳机，往上方开始矫形，根据顾客上颌骨的高低程度和耐受情况可重复操作 2～3 次，操作完一侧再以同样的方法操作另一侧。（图 4-80）

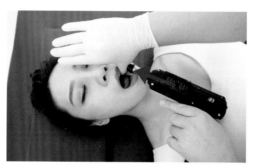

图 4-80

枪法二：顾客仰卧，术者将仪器调到合适的挡位，把枪头更换成 T 型去皱探头，一手握仪器柄，另一手拇指和食指扶住枪头，将 T 型枪头抵在嘴角外侧，扣动扳机开始发力去皱提升，从嘴角外侧往外上方到耳前，根据顾客嘴角和人中歪斜程度和耐受情况重复操作 2～3 次，操作完一侧再以同样方法操作另一侧。（图 4-81）

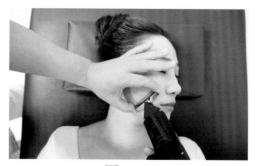

图 4-81

九、下颌矫形

在下颌骨矫形前，我们要检查下颌骨和颞下颌关节，排除下颌骨发育不全、颞下颌关节脱位等问题，才可以开始下颌骨的矫形，如发现颞下颌关节紊乱综合征，可以手法矫正后再进行塑形、美化。

1. 颞下颌关节紊乱矫正

颞下颌关节功能紊乱，也称颞下颌关节半脱位，主要为咀嚼肌功能不协调，功能亢进或痉挛，临床表现为颞下颌关节局部疼痛、开口活动受限以及在颞下颌关节活动时会有不同程度的弹响或杂音。（图4-82）初发时仅表现为一侧，时间久了会影响到对侧。

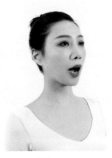

图 4-82

（1）诊断要点

①有颞下颌关节疼痛、运动障碍及弹响的临床表现。

②下颌关节区髁状后缘及各咀嚼肌附着的压痛点。

③下颌运动检查：

●张口运动：张口度的大小，可以厘米记，也可以手指记（正常张口可容纳三指宽度）。另外要注意张口时的口型，张口时下颌骨中线有无偏位，偏向何侧。

●前伸运动：注意下颌骨前伸的距离，下颌骨中线有无偏移。

●侧向运动：注意下颌骨能否向左右侧方向运动，运动时是否对称。

④弹响：下颌骨任何方向的运动，均需注意有没有弹响声出现。

⑤X线片常提示髁状突位置不正常及运动度异常，后期可有髁状突或关节凹骨质破坏和形态改变，必要时可进行关节造影检查。（图4-83）

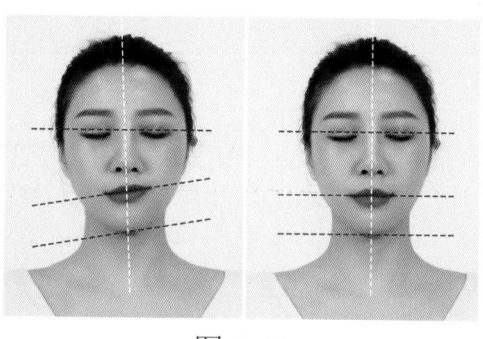

图 4-83

（2）手法矫正（图 4-84）

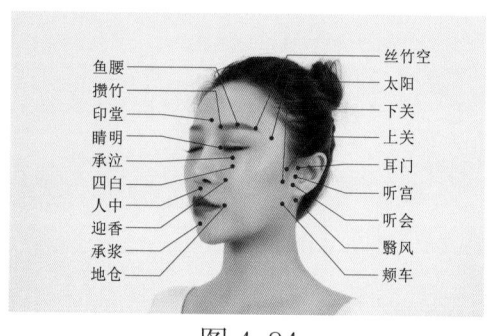

图 4-84

　　本病病因比较复杂，尽可能在明确病因的前提下进行治疗，对初次发病、无器质性病变者可行推拿手法矫正治疗。

　　①顾客取仰卧位，头偏于一侧，使患侧在上（或取侧卧位），为防止局部皮肤损伤，操作区可外涂护肤霜，术者可先在顾客颞下颌关节周围用鱼际揉法，以松解咀嚼肌和面颊部软组织 3 ～ 5 分钟。（图 4-85）

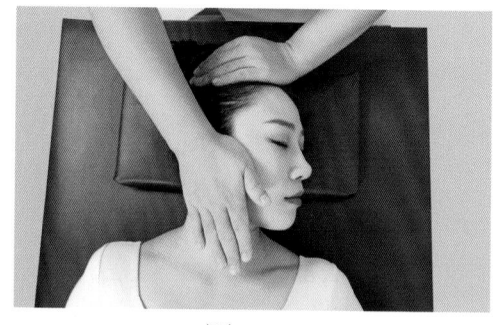

图 4-85

　　②术者再以指推法分别对患侧耳门、下关、颊车、阿是等穴及颞部、颊部和耳后部施以不间断地轮流治疗，时间在 10 分钟左右。（图 4-86）

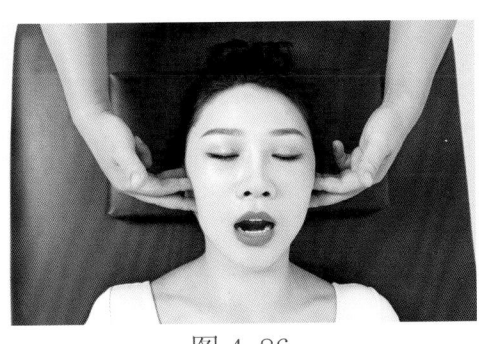

图 4-86

③术者以鱼际揉法施于面颊部、颞部 1～2 分钟，再以指揉法施于耳门、下关、颊车、阿是诸穴，并嘱顾客做主动张口、闭口、前伸和左右侧向运动，尤其是指柔耳门、下关穴时，动作要缓慢、幅度要小，使指力直达组织深层，有明显得气的感觉，可谓以指代针。（图 4-87）

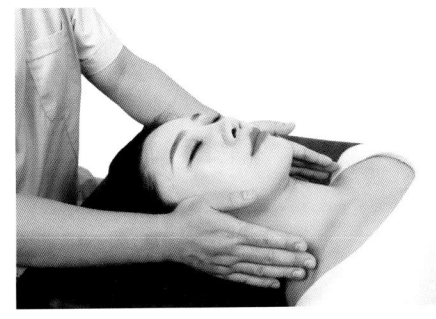

图 4-87

④术者在患侧颞下颌关节施以擦法，以热为度，再加以局部热敷治疗，指揉外关穴，拿合谷结束治疗。（图 4-88、图 4-89）

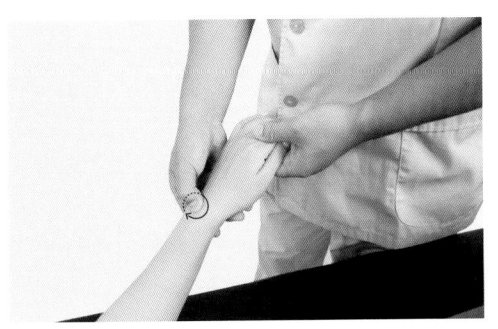

图 4-88

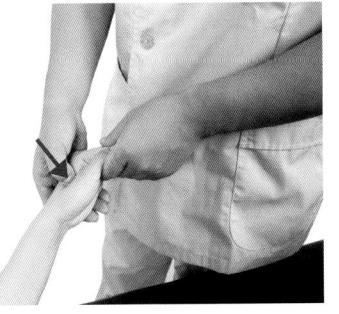

图 4-89

（3）注意事项

★避免咀嚼硬、韧性强的食物，避免过大张口。

★局部保暖，尤其在冬天外出时要戴好口罩。

★养成良好的咀嚼习惯，忌单侧咀嚼，要双侧交替。

★保守治疗无效或已有明显器质性病变者，应行手术治疗。

2. 下颌骨缩窄

王红锦经验：

在矫形之前以食指放入下颌角和颞骨乳突之间，检测它们之间的间隙大小，如果间隙比较大，顾客的骨骼柔韧度又比较好，矫形效果就会好；如果顾客的骨骼间隙比较小且柔韧度差，矫形所需要的疗程次数就会比较多。（图4-90）

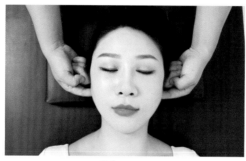

图 4-90

矫形原则：将下颌骨两边较宽的下颌和下颌角向内缩窄。

矫形手法：

（1）指压下颌

顾客仰卧，头偏于一侧，需要矫形的一侧朝上。术者嘱咐顾客嘴巴微微张开，双手拇指重叠，垂直于骨面，从下颌角下两横指处开始按压，缓缓往上移动按压，到下颌角处加强，一直按压到下颌角上两横指为止，手法根据顾客的下颌骨宽窄程度和耐受情况可重复操作 3～5 次。（图4-91）

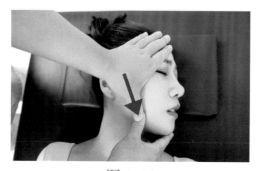

图 4-91

（2）掌压下颌

拇指按压完成后，我们可以用掌根做加强手法，嘱咐顾客嘴巴微微张开，术者一手固定住头颞部，另一手掌根按压住下颌角最宽点，垂直于骨面向内缓缓发力，如果一次没有调整到位，可根据顾客的下颌骨宽窄程度和耐受状况重复操作 3～5 次。（图 4-92）

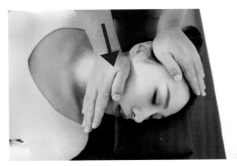

图 4-92

（3）骨骼调整仪矫形

顾客仰卧，头偏于一侧，需要矫形的一侧面朝上，嘴巴微微张开。术者把仪器调到合适的挡位，一手仪器柄，另一手拇指和食指扶住枪头，将枪头抵住下颌角下两横指处开始发力，顺着下颌角往上紧推慢移，连续发力，一直到下颌角上两横指为止，在下颌角最宽处可适当加强，增加次数，可根据顾客的下颌骨宽窄程度和耐受情况重复操作 2～3 次。（图 4-93）

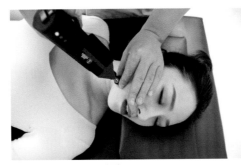

图 4-93

3. 下颌骨改宽

按照现在的女性审美观念来看，下巴是越窄越美，但是也有少部分的顾客纠结于自己的下巴太窄，想把下巴调宽，以期达到和谐的面部比例。

矫形原则：将下颌骨两边较窄的下颌角向外扩宽，达到跟脸型合适的比例。

矫形手法：

顾客仰卧，嘴巴微微张开，术者双手大鱼际抵住颞下颌关节面，双手食指桡侧面从下颌角内侧扣住，往外缓缓发力，根据顾客的下颌骨宽窄程度和耐受情况可重复操作 3～5 次，以达到较佳效果。（图 4-94）

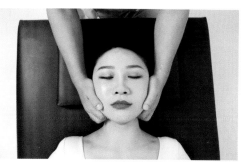

图 4-94

骨骼调整仪矫形：

顾客仰卧，头偏于一侧，需要矫形的一侧面朝上。术者把仪器调到合适的挡位，一手握仪器柄，另一手拇指和食指扶住枪头，将枪头抵住需要矫形的下颌角内下缘，往外侧连续移动发力，紧推慢移，根据顾客的下颌骨宽窄程度和耐受情况可重复操作 2～3 次。（图 4-95）

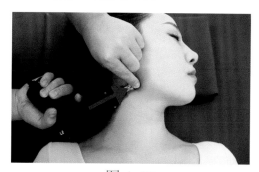

图 4-95

4. 下巴歪斜矫形

导致下巴歪斜的原因有很多，下面原因导致的歪下巴超出了手法矫形的范围，需要就医治疗，具体如下：

①下颌骨先天发育异常，这类原因引起的下巴歪斜应行手术。

②牙齿排列不整齐，上下牙不能正常咬合，这类原因引起的下巴歪斜要先做牙齿矫正，再做其他的矫形。

③中风引起的口眼歪斜，这类原因引起的下巴歪斜应先就医治疗中风和中风后遗症。

④车祸、暴力打击等引起的下巴歪斜应行手术。

排除上述原因外，经常侧睡、单侧托腮、单边咀嚼等引起的下巴歪斜，在检查无器质性病变的情况下，可以运用小颜整骨手法矫正下巴歪斜。

矫形原则：先将颞下颌关节紊乱进行矫正治疗，然后再将歪斜至一侧的下颌往对侧推移，让下颌两侧对称。

矫形手法：先行颞下颌关节紊乱综合征矫正治疗手法（参见本篇前述）。一般而言，矫正完颞下颌关节后，下颌就会对称，但也有一部分顾客下巴歪斜程度重，时间久，还需再行其他矫正手法，具体手法如下：

顾客仰卧，术者右手掌抵住斜外侧的下颌角，左手抵住另一侧的颞下颌关节，嘱咐顾客微张口，左手吸附固定，右手往对侧缓缓推动发力，到尽头稍加闪动力。（图4-96）若斜向外侧的下颌骨同时向下脱出，抵住斜外侧的右手在往对侧发力时再加一个往上推的力，使之形成一股合力。（图4-97）若斜向外侧的下颌骨同时向上缩，抵住斜外侧的手在往对侧发力时再加一个往下推的力，使之形成一股合力。（图4-98）以上手法可根据顾客的下颌骨歪斜程度和耐受状况重复操作3～5次。

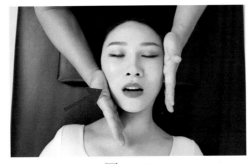

图 4-96

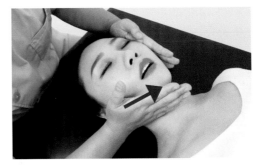

图 4-97

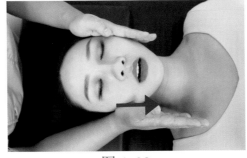

图 4-98

5. 下巴拉长、改翘

矫形原则：针对一些顾客下巴短、后缩的问题，我们可将后缩、短平的下巴往前拉长、改翘，以达到美观、和谐的目的。

矫形手法：

（1）捏抬下巴手法

顾客仰卧、嘴巴合拢，术者以双手拇指和食指同时捏住下颌前端，将下颌骨前缘往上捏抬，从下巴中间开始发力，往外侧边捏抬边移动，一直到下颌角处，可根据顾客的下颌骨短缩程度和耐受情况重复操作 3～5 次，然后以同样的手法操作另一侧。（图 4-99）

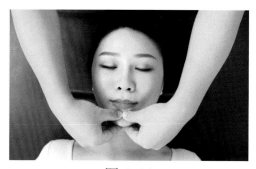

图 4-99

（2）前推下颌手法

顾客仰卧、下颌微微张开，术者双手掌根部抵住颞下颌关节面，双手食指、中指、无名指合并，从下颌角后侧缘扣住下颌角，往前缓缓发力，发力到尽头后稍加闪动力固定，可根据顾客的下颌骨短缩程度和耐受情况重复操作 3～5 次。（图 4-100）

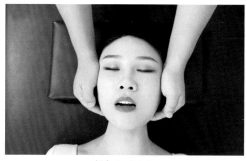

图 4-100

（3）骨骼调整仪矫形

枪法一：顾客仰卧，术者将仪器调到合适的挡位，一手握仪器柄，另一手拇指和食指扶住枪头，将枪头抵住颏唇沟中间，从中间往一侧开始矫形，紧推慢移，连续发力，一直到颏唇沟侧，可根据顾客的下颌骨短缩程度和耐受情况重复操作 2 ～ 3 次，另一侧以同样的枪法操作。（图 4-101）

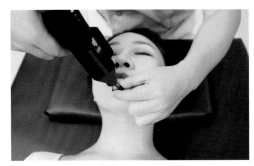

图 4-101

枪法二：顾客仰卧，头偏向一侧，将要矫形的一侧面朝上，术者将仪器调到合适的挡位，一手握仪器柄，另一手拇指和食指扶住枪头，将枪头抵住下颌角下缘处，从外往内开始矫形，紧推慢移，连续发力，一直到下颌缘中间，可根据顾客的下颌低垂程度和耐受情况重复做 2 ～ 3 次，另一侧以同样的枪法操作。（图 4-102）

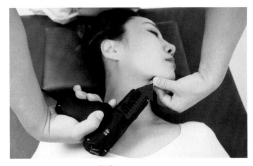

图 4-102

6. 下巴缩短、后移

矫形原则：针对一些顾客的下颌骨前移导致下巴过长、过翘的问题，我们可将下颌后缩、下巴缩短和改平，以达到美观、和谐的目的。

矫形手法：

（1）捏压下巴

顾客仰卧、嘴巴合拢，术者双手和食指同时捏住下颌前端，将下颌骨前缘往下压，从下颌中间开始发力，往外侧边捏压边移动，一直到下颌角处，可根据顾客的下颌突出程度和耐受情况重复操作 3～5 次，然后以同样的手法操作另一侧。（图 4-103）

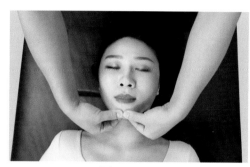

图 4-103

（2）后移下颌

顾客仰卧、下颌微微张开，术者双手掌根部抵住颞下颌关节面，双手拇指和食指夹住下颌角，往后方缓缓发力，发力到尽头后稍加闪动力固定，可根据顾客的下颌骨前移程度和耐受情况重复操作 3～5 次。（图 4-104）

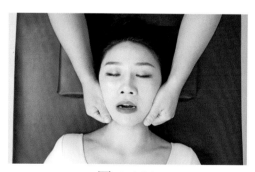

图 4-104

（3）骨骼调整仪矫形

顾客仰卧，术者将仪器调到合适的挡位，一手握仪器柄，另一手拇指和食指扶住枪头，将枪头抵住下颌骨前缘处，从中间往一侧开始矫形，紧推慢移，连续发力，一直到下颌角边缘，可根据顾客的下颌突出程度和耐受情况重复操作 2～3 次，另一侧以同样的枪法操作。（图 4-105）

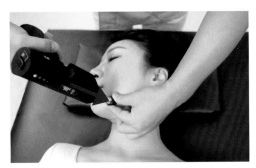

图 4-105

7. 瘦咬肌

咬肌位于下颌角下颌升支外侧，腮腺前方，部分被腮腺覆盖，咬肌的大小、功能、形态与面部轮廓是有明确关系的。咬肌肥大也叫咬肌肥厚，常合并下颌角肥大，并称为咬肌良性肥大的宽面综合征。

咬肌良性肥大可为先天性咬肌肥大，也可为后天性咬肌肥大，可为双侧也可为单侧。（图 4-106）咬肌肥大的发生一般都与人咀嚼习惯和饮食习惯有关，如饮食中经常吃硬的食物或有吃零食、吃口香糖习惯；经常仅用一侧牙齿咀嚼食物，致使一侧咬肌良性肥大。也有人认为咬肌肥大与遗传因素有关，临床上确有家族性咬肌肥大的现象。

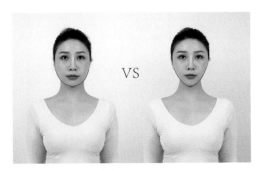

图 4-106

青春期，下颌骨可塑性强，肌肉也正处于发育期，两侧咬肌过度发育，导致下颌角肥大外翻，成年后即是方脸。方脸对于男性来讲，显得坚毅、阳刚之气，作为女孩子来说则缺少柔美感，需要及时进行矫形。

矫形原则：将肥厚、僵硬的咬肌按揉软化，然后再推挤塑形，对于同时伴有下颌角肥大的，在咬肌塑形后，再施行下颌骨缩窄手法。

矫形手法：

（1）按揉点穴

顾客仰卧，术者以双手大拇指重叠按揉放松咬肌1～2分钟，然后点按颊车穴1分钟，直到面颊有胀热感。（图4-107）

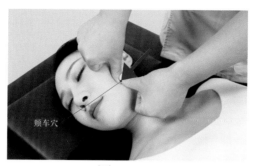

图 4-107

（2）咬肌塑形

术者根据咬肌的生长形态，用双手大拇指指腹顺着咬肌的肌纤维纹理呈"大"字形作推捋，手法从咬肌最高点开始，先分捋咬肌最高点的左右两边，然后再推捋咬肌上下侧，每个方向推捋5～8次，起到给咬肌拉伸和塑形的效果。（图4-108）

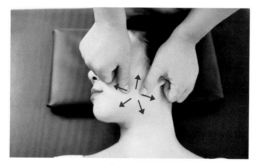

图 4-108

（3）提升和激活软组织

术者以双手拇指、食指合力夹住嘴角肌肉、筋膜等软组织，提捏住，顺着脸颊往外上方推移，每推一步同时做提拉动作，一直提捏到耳下颈侧即可，不能太快，如此反复3～5次，直至面颊红润、微微发热，以达到激活和提升软组织、紧致脸颊的作用。（图4-109）

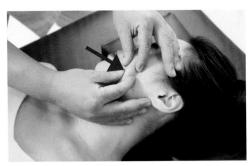

图 4-109

（4）骨骼调整仪塑形

顾客仰卧，术者将仪器调到合适的挡位，把枪头更换成 T 型去皱探头，一手握仪器柄，另一手拇指和食指扶住枪头，将 T 型枪头抵在嘴角外侧咬肌处，扣动扳机开始发力塑形提升，从嘴角外侧往外上方到耳前。根据顾客咬肌大小程度和耐受情况重复操作 2～3 次，操作完一侧再以同样方法操作另一侧。（图4-110）

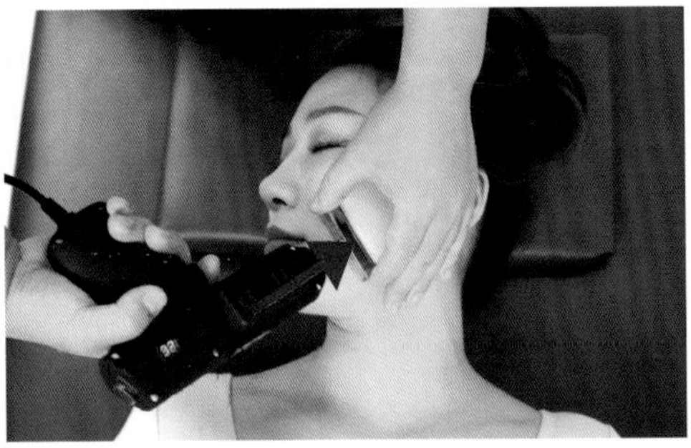

图 4-110

预防方法：

①平时可在睡前涂抹瘦脸的按摩霜或瘦脸精油，然后在面颊肉最多的地方用推、揉的手法按摩 5 分钟，动作一定要轻柔、舒缓。

②改变自己的咀嚼习惯，尽量不要单侧咀嚼，让两侧轮流咀嚼，平时少吃硬物和耐咀嚼的食物。

③将嘴尽量张大，做出喊"啊"时的口型，保持此动作约 10 秒钟，而后闭上嘴，放松面部肌肉，可重复做 3～6 次。（图4-111）此动作可纵向拉伸两颊处的肌肉，有利于咬肌塑形变瘦。

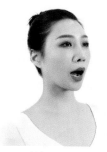

图 4-111

再像吹口哨般将嘴唇轻轻撅起来，慢慢吹气，使脸颊膨胀起来，保持此动作 5 秒钟，然后放松面部肌肉，重复做 3 次。（图 4-112）此动作可横向拉伸两颊处的肌肉，有利于咬肌塑形变瘦。

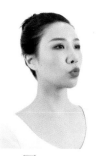

图 4-112

王红锦经验：

咬肌组织肥大的人，一般都会有不自觉的咬牙习惯，这类人在面对压力的时候，习惯于默默承受，从而咬紧牙关。这虽然不是什么坏习惯，但是却会让咬肌在不知不觉中变大，所以我们需要学会适当的放松自己的心情，不要给自己太大的压力。周末或者休息的时候最好去户外运动，放松心情，释放压力，此举有利于瘦咬肌。

8. 双下巴塑形

"双下巴"是由于颈部脂肪堆积所惹起的，医学上称为下颌脂肪袋，它是由于下脂肪组织堆积过多，加上皮肤老化而松弛，并因重力的作用而下垂，从外观上看似有双下巴，颈部短粗，失去人固有的线条美、曲线美。因此，要及时消除双下巴，恢复漂亮的下巴和颈部曲线。

塑形原则：去除双下巴可以通过按摩手法加速下巴新陈代谢，让脂肪慢慢消失，达到雕塑紧致小下巴的功效，同时再减少高热量食物的摄入，增强运动锻炼，更能有效解决双下巴问题。

塑形手法：

①顾客仰卧抬头，拉长颈部，以稍感紧绷为宜。术者双手手指合拢，从颈部下端处向下巴尖由下而上、交替竖向推揉颈部15～30次，使皮肤微微发红、发热。（图4-113）

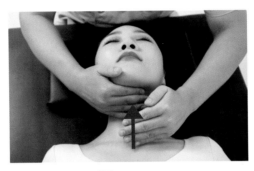

图4-113

②术者用双手大鱼际由颈部下端开始，由下至上，横向向外侧推抚按摩15～30次，覆盖整个颈部，此手法操作力度不宜过重。（图4-114）

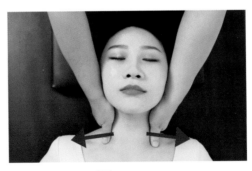

图4-114

③术者四指并拢，用指腹从下巴尖下部开始，沿下巴轮廓向两侧推揉，直至下颌两侧最宽处。当手指到下颌最宽处时停止，保持轻拉的姿势10秒后，还原，以上动作重复5～10次。（图4-115）

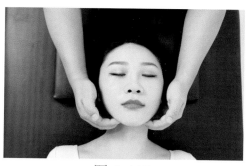

图 4-115

（4）术者双手大拇指、食指分别夹住下颌及颈部多余脂肪，从中间向两侧每隔 1 厘米捏提 1 次，当捏提到耳根部时，重复捏提 5 次，有提拉整体轮廓的作用。（图 4-116）

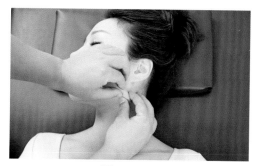

图 4-116

（5）双手食指、中指和无名指并拢，以指腹指压重点部位及穴位，并没有正统经络的穴位可按，沿着下颌骨的骨侧边缘，从下颌中间往两侧，由下颌下方至耳下慢慢按压，尤其是耳根下方为穴位集中处，可以多做按压，帮助紧实下巴。（图 4-117）

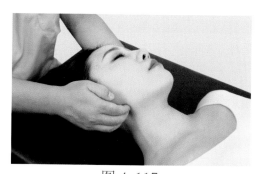

图 4-117

（6）骨骼调整仪塑形

顾客仰卧，术者将仪器调到合适的挡位，一手拇指和食指提捏起下巴下方和颈部多余的脂肪，另一手握仪器柄，将枪头对准捏起的脂肪，扣动扳机开始发力塑形，从下至上，从左至右，将多余的脂肪全部击打塑形，根据顾客脂肪丰厚程度和耐受情况可重复操作 2～3 次。（图 4-118）

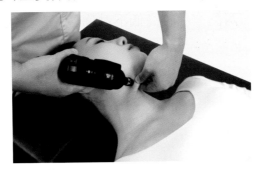

图 4-118

预防方法：

①均衡饮食，适度运动，控制全身体重，防止脂肪堆积是非常重要的原则。少吃零食等垃圾食品，多吃抗氧化的食物，如绿茶、葡萄、西瓜、西红柿等，它们可以促进皮肤角质的新陈代谢，让肌肤变得紧致而有弹性。

②每天早晚刷牙的时候，努力伸舌头，伸到最长，反复数次，可以锻炼颈阔肌。（图 4-119）

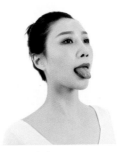

图 4-119

经常做仰头的动作，尽量往后仰，在仰到最大化的时候，保持住 5 秒钟，然后慢慢回原，反复数次。（图 4-120）

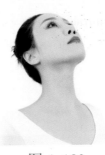

图 4-120

十、大小脸矫形

大小脸是对于面部两侧大小、高低不对称的总称，主要是指面部的骨骼、肌肉大小形态及位置不对称。如额骨歪斜导致额头左右不对称、高低眉、大小眼等面部上庭歪斜不对称；颧骨、上颌骨、鼻骨歪斜导致面部中庭歪斜不对称；颞下颌关节紊乱、下颌骨歪斜、两侧咬肌大小不对称导致面部下庭歪斜不对称等。（图 4-121）

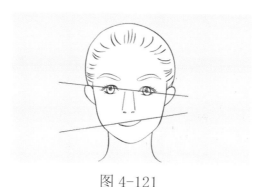

图 4-121

1. 大小脸的形成原因

（1）先天性因素

先天性因素主要是指先天遗传或者出生就存在的颅骨畸形，包括半侧颜面短小即颅颌面畸形，导致下颌骨升支发育不良，发病率仅次于唇腭裂。半侧颜面萎缩表现为软组织萎缩，又称为硬皮病，还包括偏颌畸形，使一侧下颌骨髁突增生以及骨纤维异常增殖症或骨肿瘤等。

（2）后天性因素

后天性的因素主要是指外伤、生活习惯不正确等导致的大小脸，比如车祸、撞击等外伤导致头面部骨骼异常形成大小脸；生活习惯不正确，包括长期单侧咀嚼、侧睡、背单肩包、跷二郎腿，这些都会导致全身骨架不平衡，进而导致头颅骨歪斜形成大小脸。后天性的因素包括以下几个生活中常见的因素：

①长期习惯性地用一侧咀嚼食物导致大小脸。

我们左右两侧的槽牙功能是一样的，但由于个人习惯问题，大部分人都会长时间的选择一侧咀嚼，这就导致单侧的咬肌肥厚、下颌骨发育过大，更严重者还会出现面部发育不良的情况。

②长期侧卧睡会导致面部不对称。

长期侧卧会致身体被压住的那一侧负担变重，让骨骼受力不均匀而造成歪斜，肌肉分布不均导致脸部歪移，长此以往就会出现大小脸的情况，可改为仰卧的睡姿，有助于面部对称、平衡。

③单侧托腮会导致大小脸。

很多人在学习或工作中都喜欢用一只手来托腮，这是一个看起来非常平常的习惯，但如果长时间用一只手来托腮，长期的话，骨骼受力不均匀，会影响面部肌肉平衡，形成大小脸。

④长期一侧背单肩包和跷二郎腿等致大小脸。

人体的重心平衡与左右对称关系较为紧密，如果我们平时工作生活中，长期一侧背单肩包或跷二郎腿，会导致高低肩、脊柱侧弯、骨盆歪斜等，从而也会造成我们脸部骨骼和肌肉平衡受到影响，形成大小脸。

2. 如何矫正

大小脸的矫正可分为两种，一种是先天遗传或者外伤等因素造成的颅骨畸形，在婴幼儿时期发现较早，程度不重，可以通过小颜整骨手法矫正，如果发现晚，程度较重，手法效果不理想，建议手术矫正。另一种是颅骨没有畸形，只是部分头面部骨骼移位，或者软组织不对称而引起的大小脸，是可以通过小颜整骨手法来矫正的。

我们要根据头面部的情况先综合分析诊断，先诊断基础骨，如脑颅骨（枕骨、顶骨、颞骨、蝶骨等）有移位，我们可参考本书第四章的"头部小颜整骨术"先矫正脑颅骨；如脑颅骨没有移位，我们可直接从面颅骨开始诊断和矫正。

面颅骨的诊断，我们可参考本书第一章的"一纵四横"诊断标准，从上往下分析诊断，然后再参考本书第五章"面部小颜整骨术"，从上往下分部位（额骨、颧骨、上颌骨、鼻骨、颞下颌关节、下颌骨等）逐个矫正，以达到矫正大小脸、面部对称的目的。

长期的脊柱和骨盆歪斜也会导致大小脸，如果顾客脊柱和骨盆歪斜严重，那么需要在矫正大小脸前先矫正脊柱和骨盆歪斜，再矫正大小脸，这样大小脸的问题才能从根本解决，效果才能更佳。

3. 预防方法

（1）改变不良生活习惯。

在矫正大小脸后，要改变引起大小脸的不良生活习惯，坚持正确姿势才能保持对称、完美的脸型。对于有单边咀嚼习惯的人，要改变用牙习惯，尽量两侧都要咀嚼；改变跷二郎腿、侧躺着玩手机、单边手臂发力、长期低头或侧头玩电脑等坏习惯。当然，也要配合多做有助于身体协调性的运动，比如游泳、健身操等。

（2）平时多做骨盆体操改善骨盆、脊柱歪斜的情况。

两腿打开与肩同宽，两手叉腰，向右侧扭动腰部 10 圈再向左侧扭 10 圈，脚踝不能离地，脚掌向前。（图 4-122）

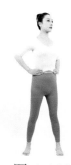

图 4-122

两腿打开与肩同宽，手放在髋骨位置，将腰部向右侧推 10 次再向左侧推 10 次，保持上半身笔直不能弯腰。（图 4-123）

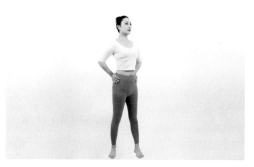

图 4-123

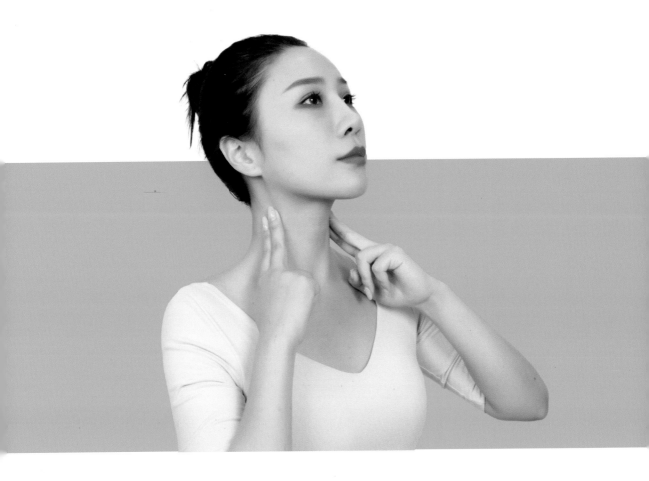

第五章
面部美容塑形

面部的整体美观主要由头面部的骨骼、肌肉、筋膜、皮下脂肪和皮肤形态决定的。因此，要想面部整体美观，我们除了要做面部骨骼的矫形外，面部软组织的塑形也是我们的操作重点，这一章节我们重点给大家讲解面部软组织的塑形。

第一节　面部消脂塑形

一、什么是脂肪脸、浮肿脸

脂肪脸、浮肿脸是指脂肪堆积在两颊或整个面庞，面部脂肪松弛、柔软，类似浮肿，形成满月脸、苹果脸等大脸盘，很多时候两种情况兼而有之，让面部看起来更肥大，需要及时调理改善。

脂肪脸、浮肿脸形成的原因主要是由于面部经络、微循环和淋巴液等运行不畅，导致面部细胞代谢产生的过剩物质和水分不能及时"运走"，滞留在面部。

如果脸部浮肿伴有下肢及全身浮肿，我们要考虑是否有肾病、高血压、心脏病、长期营养不良、电解质紊乱，应及时就医，找出病因，及时治疗。

二、面部消脂、消肿手法

顾客取仰卧位，术者在面部清洁完成后，先做肩颈、头面部按摩放松（上篇有讲解，本篇不再赘述），然后再通过消脂、消肿手法，疏通经络，改善面部微循环，加快脂肪代谢和"废物排泄"。具体手法如下：

1. 额头手法

术者双手拇指指腹从前额中线向两侧鬓角区做分推法，分推时注意指腹贴着额头，力度渗透，把整个额头推满，不能太快，推3～5次，将经筋捋顺，把多余的水分和代谢物排出。（图5-1）

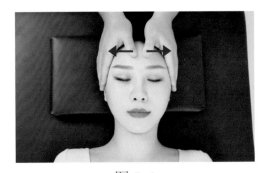

图5-1

2. 眉部

术者用大拇指指腹顺着眉部往两侧推，不能太快，推 3 ~ 5 次，以去除眉部的代谢物。（图 5-2）

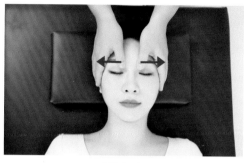

图 5-2

3. 眼部（眼袋）

术者先以拇指的指腹紧贴上眼眶内侧，往外侧分推，推挎上眼眶，可以使囤积的废物质流动起来，改善泡肿，同时也可消除眼睛疲劳，让眼睛水亮有神。（图 5-3）

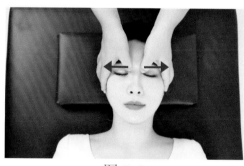

图 5-3

然后，从内眼角开始，以拇指指腹紧贴下眼眶往外分推至外眼角，再上推至太阳穴。（图 5-4）

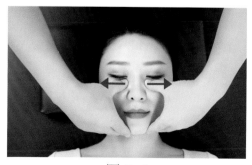

图 5-4

4. 脸颊

术者二三四指合并，指腹紧贴面颊从鼻侧向耳前分推，从鼻翼与口角旁开始，以相同手法向两侧鬓角区分推，再从耳后推捋至颈侧。（图 5-5）

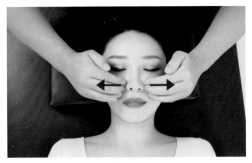

图 5-5

5. 下巴

术者食指屈曲，以桡侧面紧贴下颌，从下颌中线开始，向两侧分推至耳后，在下巴中央处以拇指关节抵住下颌，指腹紧扣软组织，从中线向两边分推，至耳下颈侧。（图 5-6）

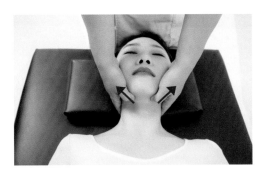

图 5-6

王红锦经验：

本手法需拇指或者二三四指合并紧贴筋骨推按全脸，每个动作可重复 3～5次，推按时，手与脸的筋骨要贴实推捋，这样，手法效果才能更佳，多余的"代谢产物"才能排出来。

三、针灸瘦脸

1. 针灸瘦脸主穴

针刺取百会、攒竹、太阳、承泣、球后、迎香、颊车、地仓、承浆、天突等穴，也可根据身体其他症状加减配穴，每日一次，十次一疗程，一般 1～2 疗程即可让疲劳、浮肿的脸恢复活力。（图 5-7）

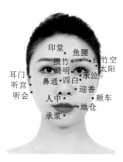

图 5-7

2. 瘦脸主穴作用

（1）百会穴

左右两耳洞向上升，在头部连结后的那条线的顶点，即是百会穴。按压百会穴可以起到安定精神、预防饮食过量的作用。

（2）攒竹穴

眉头下方凹陷之处即是攒竹穴。眼睛疲劳以及头痛，都会引起眼部四周的浮肿，按压攒竹穴可以缓和不适感。

（3）太阳穴

按压太阳穴可以消除眼睛疲劳、浮肿。太阳穴位于眼睛与眉毛间的侧面，向后约 1 横指处，快接近发际处。

（4）承泣穴

承泣穴，位于眼球正下方，约在眼眶骨附近。有胃下垂的人眼袋容易松弛，按压此穴能提高胃部机能，从而防止眼袋松弛。

（5）球后穴

球后穴位于眼尾正下方，脸颊头下处。按压球后穴可提高小肠机能。

（6）迎香穴

眼球正下方、鼻翼的旁边即是迎香穴。按压此穴位不仅可以消除眼部浮肿、预防肌肤松弛，还能减轻肩膀酸痛。

（7）颊车穴

沿脸部下颚轮廓向上滑，就可发现一凹陷处，即为颊车穴，按压此穴可以有效消除因摄取过多的糖分所造成的肥胖。

（8）地仓穴

嘴角旁约0.5厘米处即是地仓穴。胃部如果持续处于高温状态，就会促进食欲，此穴的功能是降低胃温、抑制食欲。

（9）承浆穴

下唇与下颚的正中间凹陷处即是承浆穴。承浆穴能控制荷尔蒙的分泌，保持肌肤的张力，预防脸部松弛。

（10）天突穴

天突穴位于喉斜下方肌肤的内侧。天突穴可促进水分的代谢，刺激甲状腺，促进新陈代谢，消除脸部多余的水分。

四、如何预防脂肪脸、浮肿脸

脂肪脸、浮肿脸主要跟内分泌系统功能紊乱关系密切，除了专业按摩手法改善面部以外，还要注意平时多运动锻炼，以加速脂肪燃烧。

饮食方面要注意控制糖分、脂肪的摄入，多食用具有利尿作用的食物，如香蕉、鳄梨、黄瓜和富含膳食纤维的菌类以及海藻类食物，帮助加快新陈代谢速度；少食重口味食物，多吃豆类及黑芝麻，可以加强肾脏功能。

日常保证充足睡眠，平时多用热毛巾敷脸，晚上睡觉前用热水泡脚，最好每天早上按摩脸部，以促进代谢，这样就能快速拥有年轻、紧致的小脸蛋。

王红锦经验：

如果已经出现了面部浮肿，我们还可采取以下两个方法来快速改善，具体如下：

1. 盐水敷眼

在500毫升、40度的温水中加入一茶匙盐，搅拌均匀后，将纱布浸泡在盐水中，充分吸收盐分，然后将纱布叠成适当大小，敷在眼睛上20分钟左右。盐水敷眼的原理是利用高渗透压力的原理，将水分由低往高引流，借此将水分排出。热敷之前先试一下温度，避免高温伤害肌肤。

2. 冷热交替敷脸

先用热毛巾敷脸，接着冷敷，重复3次。热冷敷脸的时间要以1∶2比例分配，至少敷15分钟；也可在专业护理机构采用热喷和冷喷来改善。热冷交替敷脸能让血管收缩再扩张再收缩，促进肌肤的血液循环，促使脸部排出多余水分。热毛巾的温度要掌握好，不可太热。

第二节 面部去皱与提升

皱纹是指皮肤受到外界环境影响，形成游离自由基，自由基破坏正常细胞膜组织内的胶原蛋白、活性物质、氧化细胞而形成的小细纹、皱纹。皱纹渐渐出现，出现的顺序一般是前额、上下眼睑、眼外眦、耳前区、颊、颈部、下颏、口周。面部皱纹分为萎缩皱纹和肥大皱纹两种类型。萎缩皱纹是指出现在稀薄、易折裂和干燥皮肤上的皱纹，如眼部周围那些无数细小的皱纹；肥大皱纹是指出现在油性皮肤上的皱纹，数量不多，纹理密而深，如前额、唇周围、下颌处的皱纹。

一、皱纹的形成原因

1. 体内及皮肤水分不足

皮肤的最外层为角质层，角质层可以由体内供给水分，也可以从体外吸收水分，使皮肤保持适度的水分含量。

一般来说，皮肤含水量在 10%～20% 最合适，若低于 10%，皮肤呈干燥状态，即显得粗糙松弛，时间长了，就会出现皱纹。

2. 精神因素

经常闷闷不乐、急躁、孤僻，在面部会表现出愁苦、紧张、拘谨的表情，这种表情牵动表情肌而产生纵向或横向的皱纹。

3. 长期睡眠不足

经常睡眠不足，会使皮肤的调节功能受损，致使容颜憔悴，易衰老起皱。

4. 过度曝晒

过度曝晒可以造成皮肤损伤，使面部、颈部、手部的皮肤变干、变薄，失去弹性，使弹力纤维和胶质纤维失去正常的功能，皮肤逐渐变松起皱。

5. 营养状况

如果身体营养状况好，皮肤的营养供应充足，皮下组织丰满，皱纹就出现得晚；如营养状况不佳，致使皮肤肌肉组织营养不良，引起皮肤粗糙和松弛，易产生皱纹。

6. 洗脸水温度过高

洗脸水以 30℃ 左右的温水最合适，如果水温太高，皮肤的皮脂和水分会被热气所吸收，而使皮肤干燥，时间久了，脸部逐渐产生皱纹。

7. 化妆品使用不当

使用不适当的化妆品会破坏皮肤的质地，过多的扑粉也会使面部出现细密的小皱纹。

8. 过度吸烟、饮酒

长期过度吸烟、饮酒会加速皮肤老化，从而过早产生皱纹，使人显得苍老憔悴。

二、皱纹的分类

1. 动力性皱纹

动力性皱纹是表情肌长期收缩的结果，主要表现在额肌的抬眉纹、皱眉肌的眉间纹、眼轮匝肌的鱼尾纹、口轮匝肌的口角纹、唇部竖纹、颧大肌和上唇方肌的颊部斜纹。

2. 体位性皱纹

如颈部的皱纹，为了颈部能自由活动，此处的皮肤会较为充裕，自然形成一些皱纹，甚至有些人刚出生就有。早期的体位性皱纹不表示老化，只有逐渐加深、加重的皱纹才是皮肤老化的象征。

3. 重力性皱纹

40岁以后，由于皮肤、肌肉的松弛，在重力作用下，皮肤会逐渐下垂、局部折叠，形成重力性皱纹。

（1）眼睑部

多见于上睑外三分之一处，由于重力关系，在上睑可随着眼皮和皮肤轮匝肌的逐渐松弛而发生皮肤下垂，下睑有时亦会逐渐下垂，同时还会由于眶隔脂肪从隔膜疝出而形成"眼泡"。

（2）面颊部

此类皱纹多发生于面颊部，由于睑下脂肪垫的脂肪减少，脸颊部皮肤变得松弛，从而出现皱纹。

（3）颌部

此类皱纹多发生于颌下部，由于皮下脂肪减少，下颌皮肤松弛形成"垂下颌"。

（4）颈部

颈部的体位性皱纹发生在中年以后，由于皮下组织逐渐萎缩减少，皮肤松弛，加上重力作用而加多加深，特别在颈前部，常会在两侧颈阔肌的颈中缘形成两条下垂的皮肤皱纹。

三、各部位皱纹的去除和预防

手法去皱在毛孔张开时按摩效果最好，所以最好在洗澡或洁面后按摩。此外，如果没有条件洁面，用热毛巾敷一下也可以收到同样的效果。

按摩手法去皱中，手法的方向应同肌肉走向一致，沿肌肉生长方向，轻缓地、有韵律地耐心进行，皱纹同肌肉走向是呈直角的，手与皱纹呈直角运动，也就是顺着肌肉的走向。如果皱纹是横向的，就竖着按摩；皱纹是纵向的，就横着按摩。

1. 额头纹

额头纹也称抬头纹。额头纹的出现，因人而异，多为横纹，竖纹较少见，大量失水、营养不良、用手摸额的坏习惯、强烈日光刺激都可以导致抬头纹的发生。额部皱纹被称为抬头纹，抬头纹的产生与面部表情有着很大的关系，扬眉挤压到额部皮肤则会留下痕迹，次数多了以后便成为顽固的真性皱纹。抬头纹的形成是包含肌肉收缩、皮肤松弛和老化、组织萎缩加之重力作用的共同结果，它也是面部最先出现的真性皱纹之一，有抬头纹的人容易给人以衰老、劳碌的感觉。

（1）去皱手法

顾客取仰卧位，术者在面部清洁完成后，先做肩颈、头面部按摩放松（上篇有讲解，本篇不再赘述），然后操作面部去皱、提升手法，如皮肤比较干燥，需涂少量橄榄油，具体手法如下：

①术者左手拇指和食指将皱纹撑开，右手拇指贴紧皱纹从中间开始向两侧打圈按揉3～5次。（图5-8）

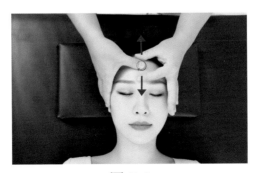

图5-8

②双手大拇指指腹从印堂开始，往前发际推捋，上推5～8次，不能太快，像把皱纹拉平撑开的感觉，从中间慢慢移动到两侧额角，把整个额头覆盖住。（图5-9）

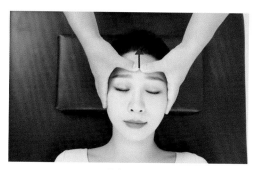

图 5-9

（2）塑形枪去皱

顾客仰卧，术者将仪器调到合适的挡位，把枪头更换成T型去皱探头，一手握仪器柄，另一手拇指和食指扶住枪头，将T型枪头略往上倾斜抵在额头中间，扣动扳机开始去皱提升，从额头印堂一直操作到前发际，先中间，后两边，一直到侧发际，根据顾客皱纹深浅程度和耐受情况可重复操作2～3次，操作完一侧再以同样的方法操作另一侧。（图5-10）

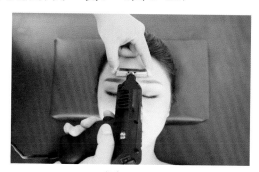

图 5-10

（3）预防方法

①改掉不良的生活习惯。

减少手与脸的接触，经常用手摸额前部、撑脸、扶脸、皱眉头都是出现抬头纹的不良诱因。不要低头洗头发，很多人喜欢低头洗头发或者吹头发，这样人会不自觉地往前看，出现抬头纹，改掉你洗头发和吹头发的习惯，站着洗头能避免出现抬头纹。

②保持面部皮肤清洁和滋润。

面部清洁也是防止皱纹产生的重中之重。很多废气和尘埃很容易附着在肌肤上，让皮肤失去弹性而出现皱纹。保持面部滋润，可以适当地涂抹一些滋润的护肤霜，帮助增加面部皮肤的湿润度，补充面部水分。

③保持心情愉悦，注意面部表情。

保持轻松愉快的心情，注意管理面部表情。抬头纹的产生与面部表情有着很大的关系，要减少皱眉、挤眉等动作。

④保持营养充足、均衡。

保持营养充足、均衡，饮食方面多吃胶冻类的食品，如肉皮、鱼肝油等，这些食物对增强皮肤的弹性有很好的帮助，可以适当多摄入。

⑤面部瑜伽去皱和预防。

双手平贴额头并施压，每次施压持续 10 秒钟，并转动眼珠做眼球运动，可重复 3～5 次，以改善和预防抬头纹。（图 5-11）

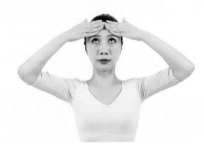

图 5-11

2. 川字纹

眉间川字纹是面部的一种正常的表情纹，随着年龄增长，面部的皱纹会逐渐加深，双眉之间逐渐形成了较深的皱褶，呈现为"川"字，也称之为眉间纹。由于长期习惯性地紧锁眉头而形成眉间川字纹，也属于动力性皱纹，川字纹会给人留下压抑、郁闷、痛苦的印象。一般情况下，川字纹会比面部的其他皱纹更深，所以川字纹用按摩的方法去除时需要的疗程更长。

（1）去皱手法

①术者左手拇指和食指将皱纹撑开，右手拇指贴紧皱纹，从下至上打圈按揉 3～5 次。（图 5-12）

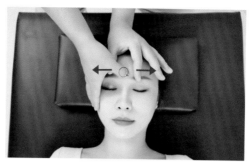

图 5-12

②术者双手大拇指指腹从中线往两侧推，不能太快，一直到两侧太阳穴，推到两侧鬓角后，拇指固定住向两侧外上方牵拉，停留5秒，反复进行5～8次，让眉间皱纹平展撑开。（图5-13）

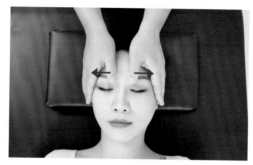

图 5-13

（2）塑形枪去皱

①顾客仰卧，术者将仪器调到合适的挡位，把枪头更换成T型去皱探头，一手握仪器柄，另一手拇指和食指扶住枪头，将T型枪头略往外侧倾斜抵在额头中间，扣动扳机开始去皱，从额头中线一直到侧发际，根据顾客皱纹深浅程度和耐受情况可重复操作2～3次，操作完一侧再操作另一侧。（图5-14）

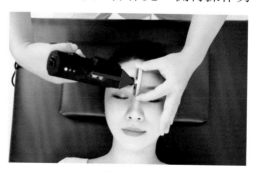

图 5-14

②将T型枪头略往上倾斜抵在川字纹下，扣动扳机开始去皱提升，从额头印堂一直到前发际线，根据顾客皱纹深浅程度和耐受情况重复做2～3次。（图5-15）

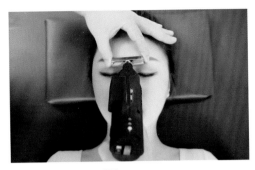

图 5-15

（3）预防方法

①作息规律。

睡眠对皮肤的影响是巨大的，不良的睡眠习惯会导致皮肤松弛、无弹性、失去韧性，进而更容易出现川字纹。保持良好的睡眠习惯，可以提高皮肤细胞活性，增强皮肤柔韧性，加快对损伤细胞的修复能力，进而可以有效预防和治疗川字纹。

②面部洁面彻底。

早晚要用温和洗面奶清除脸上的污垢，洗脸时，额头部分要用手指竖向揉搓，眼睛周围要从内向外打圈一直到眼角，鼻子两侧要竖向，脸蛋从中间到耳的下面、嘴的周围都是横向揉搓。

③保持营养均衡。

营养不良会减少皮下脂肪，凹陷、干燥、粗糙、松弛甚至皱纹等问题也会随之而来，所以不要太"贪瘦"，丰富的营养才是肌肤弹力柔嫩的保障。

④注意补充水分。

长期缺水容易让皮肤失去张力、弹性，额头上"自然而然"就会出现川字纹，日常生活中补足身体所需的水分能让肌肤弹性有光泽，尤其是在发烧、呕吐、腹泻的时候，更需要多喝水，还可以通过外用的护肤品来帮助肌肤保持弹性、张力。

⑤注意防晒。

紫外线不仅仅会导致人暗沉、肤色不均等，它还是肌肤衰老、皱纹产生的一个重要诱因，户外工作者尤其要做好抵御紫外线的工作。

⑥保持心情愉悦，经常按摩预防皱纹。

避免或减少"三、川"上头，保持轻松愉快的心情非常重要，因为愁眉苦脸容易勾勒"三""川"图画，所以，平时应该有意识地避免做皱眉的表情动作，并经常做从眉头中央向外侧水平方向的按摩，每次3～5分钟，每天3～5次。

3. 眼部皱纹

眼部皱纹包括鱼尾纹和眼袋纹，眼睛四周的皮肤只含有极少量的脂肪，是面部最薄的皮肤，容易水肿，我们在脸上发现的第一道皱纹往往是鱼尾纹。

（1）去皱手法

①术者双手中指、无名指指腹在下眼皮、上眼皮、眉毛上依次滑动至眼尾，眼下皱纹深可多按摩几个来回。（图5-16）

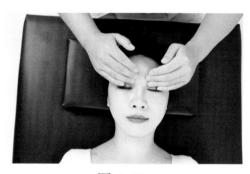

图5-16

②术者双手中指、无名指指腹以打圈的方式按摩，从内眼角至外眼角做环绕按摩，让整个眼部得到充分的按摩，起到提拉、去皱的效果。（图5-17）

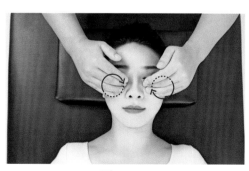

图5-17

③术者一手拇指和食指撑开眼尾肌肉，另一手中指、无名指指腹在两侧眼尾处绕圈按摩，顺着肌肤纹理，从内到外，鱼尾纹深者可多做此动作。（图5-18）

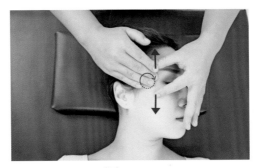

图 5-18

④术者双手以掌根分别将两眉、眼尾的肌肤往上推，推到发际处，掌根固定住向上方牵拉，停留5秒，反复进行5～8次，让眉间、眼尾处皱纹平展撑开。（图5-19）

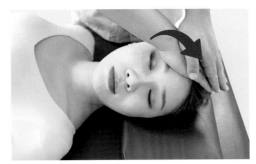

图 5-19

（2）塑形枪去皱

①顾客仰卧，术者将仪器调到合适的挡位，把枪头更换成T型去皱探头，一手握仪器柄，另一手拇指和食指扶住枪头，将T型枪头略往上倾斜抵在眉部，扣动扳机开始去皱提升，从眉部一直操作到前发际，根据顾客眼周皱纹深浅程度和耐受情况重复操作2～3次。（图5-20）

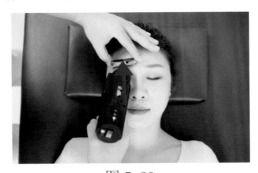

图 5-20

②术者将枪头 T 型面略往外侧倾斜抵住内眼角下侧，扣动扳机开始去皱，从内眼角侧往外上方到外眼角，再从外眼角到外侧发际，根据顾客眼周皱纹深浅程度和耐受情况重复操作 2～3 次。（图 5-21）

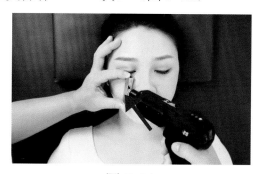

图 5-21

③如有鱼尾纹需要消除，术者再将 T 型枪头移至眼尾处，从鱼尾纹下侧开始往额角方向扣动扳机去皱提升，根据顾客皱纹深浅程度和耐受情况可重复操作 2～3 次，操作完一侧眼部再以同样的方法操作另一侧。（图 5-22）

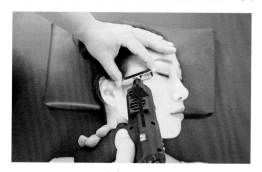

图 5-22

（3）预防方法

①热敷面部。

用热敷的方式促进肌肤的血液循环，让肌肤重新恢复滋润、柔软，再用眼部护肤品，这样会比较容易被吸收，除了传统的毛巾热敷，还可以用茶包舒缓眼部。

②眼周按摩。

平时可以适当地按摩眼周肌肤，促进局部的血液循环。在按摩的时候可以用一些抗衰老的精华油来搭配使用，有利于营养被更好地吸收，帮助维持眼周肌肤的弹性，从而减少皱纹出现。

③补充胶原蛋白。

肌肤的大多数营养物质都是由胶原蛋白构成的，只要肌肤中含有丰富的胶原蛋白，就能维持肌肤的水润和饱满，平时应该多吃一些富含胶原蛋白的食物，包括猪脚、甲鱼、猪皮、鱼皮等。

④注意皮肤保湿，正确使用眼膜和眼霜。

无论是春夏季节还是秋冬季节，肌肤保湿是要做的一个基础护理，尤其在季节交替的时候，如果没有做好皮肤的补水和保湿工作，就容易导致肌肤过于干燥从而形成细纹。平时要注重眼周肌肤的保湿，多使用一些补水的眼霜和修复的眼膜。消除眼部皱纹先要补充眼部水分，养成用眼霜的好习惯，滋润型的眼霜是护肤的常备"武器"；眼膜能够快速地修复眼部问题，建议每周使用2～3次的眼膜。

⑤戒除日常不良生活习惯，注意防晒。

戒除日常不良面部习惯，如习惯性眯眼、眨眼过频、表情过于夸张等，同时要戒除不良生活习惯，如长时间使用电脑、熬夜，这些不仅会变成熊猫眼，更会引起眼部皮肤松弛。

⑥眼部瑜伽去皱。

眉部操：用双手食指平贴眉毛上方，施压后往上提10秒钟。（图5-23）

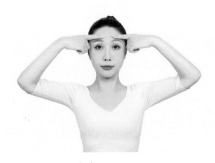

图 5-23

上眼睑操：双手的八个指尖分别置于眉毛下缘，指尖施压往上拉，闭眼10秒钟，之后放松。（图5-24）

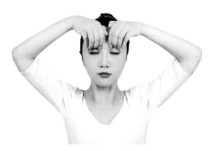

图 5-24

下眼睑操：双手的八个指尖分别放在眼睛下方颧骨边缘处，然后施加压力，眼睛快速闭合张开，一次比一次更用力地张合。（图 5-25）

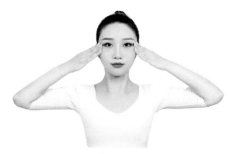

图 5-25

去眼纹操：食指和中指做 V 形，自然放在双眼两边的尽头，中指位置在眼睛靠里边的尽头，食指位置在外边的尽头。视线向上固定，肌肉紧张起来，缓缓闭上双目。此时，食指和中指尖轻轻用力并按住眼尾，可以预防并舒展皱纹，这个状态保持 10 ～ 20 秒钟，反复 3 次。（图 5-26）

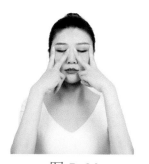

图 5-26

眼球操：深深吸气至双颊鼓起，将吸进的空气送往眼球后部，即使不容易做到，也要努力按要求去做。保持上述动作，眼睛向上瞪起，将眼球顺时针方向转动 3 次，然后再向逆时针方向转动 3 次，将吸进的空气缓缓排出。（图 5-27）

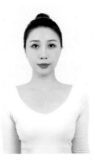

图 5-27

眼部按摩：双手对搓发热后，贴近双眼，上下轻轻按抚 10 次以上，双手贴近双眼不动，缓缓拉动向后推移，注意不能过于用劲，以免皮肤被拉动。（图 5-28）

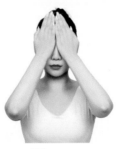

图 5-28

4. 法令纹

法令纹是在鼻翼边延伸而下的两道纹路，是典型的皮肤组织老化，造成肌肤表面凹陷，肌肤老化松弛和表情过于丰富是法令纹形成的两大主要原因。明显的法令纹，常常让人看起来较为衰老、严厉，给人一种距离感。

（1）去皱手法

①术者用拇指及食指沿着法令纹由下而上，轻柔地捏提皮肤表面，重复 3～5 次。（图 5-29）这个动作能够刺激皮肤表面组织，渐渐平滑皱纹。

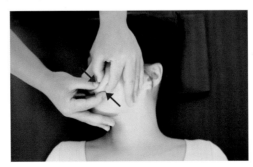

图 5-29

②术者戴手套或指套，以食指和中指伸入口腔内，大拇指指腹在外和口腔内的手指指腹一起由下至上按揉法令纹处肌肉 3 ～ 5 次。（图 5-30）

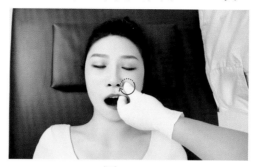

图 5-30

③术者四指合拢，双手从法令纹处开始向两侧鬓角方向推捋筋膜，推到发际处指腹固定住向上方牵拉，停留 5 秒，反复进行 5 ～ 8 次，淡化法令纹，提拉整个脸部的轮廓。（图 5-31）

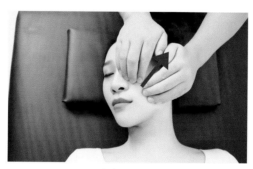

图 5-31

（2）塑形枪去皱

顾客仰卧，术者将仪器调到合适的挡位，把枪头更换成 T 型去皱探头，一手握仪器柄，另一手拇指和食指扶住枪头，将 T 型枪头向外倾斜抵在法令纹处，扣动扳机开始发力去皱提升，从鼻翼边一直到鬓角。根据顾客法令纹深浅程度和耐受情况可重复操作 2 ～ 3 次，操作完一侧再以同样的方法操作另一侧。（图 5-32）

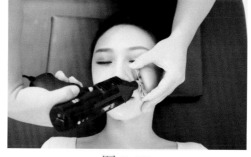

图 5-32

（3）预防方法

①保持营养充足、均衡。

保持营养充足、均衡，饮食方面多吃胶冻类的食品，如肉皮、鱼肝油等，这些食物对增强皮肤的弹性有很好的帮助，可以适当多摄入。

②保持心情愉悦，注意面部表情。

保持轻松愉快的心情，注意管理面部表情，过于频繁的表情动作，会牵动嘴角周围肌肌肤，导致纹路出现并加深，经常大笑也会让人的法令纹加深。

③做好肌肤保养工作。

在清洁完肌肤后，涂抹含有胶原蛋白、维生素 C、维生素 E 等成分的肌肤保养品，帮助肌肤抵御衰老，让肌肤更加年轻。

④做好防晒工作。

防晒对肌肤的重要性不可言喻，所以在任何季节都要做好防晒工作，使用合适的防晒产品和方法，帮助肌肤抵抗紫外线侵害，建议使用含有 PA+ 以上标识的防晒霜。

⑤保证充足的睡眠。

长期熬夜或睡眠不足，会使皮肤得不到正常的休息和营养供应，皮肤很容易形成弹性下降、松弛、早期衰老现象。

⑥面部瑜伽去除和预防法令纹。

做漱口状鼓张两面颊、舌头在口内移动并推抵两颊，舌尖在嘴巴内部做左右上下的动作，顺时针按摩嘴唇内侧，每个动作连续做五遍，每天做四次。（图 5-33）

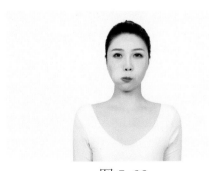

图 5-33

5. 嘴角纹

嘴角皱纹是最常见的表情纹之一，一般是频繁夸张的嘴部表情导致的，比如经常撇嘴、抿嘴或是噘嘴等表情行为习惯。口周皮肤老化也是导致口周皱纹的原因，随着岁月流逝，口周的皮肤中胶原蛋白含量会逐渐减少，使网状支撑体变厚变硬、失去弹性，真皮层老化变薄，表面皮肤松弛，形成皱纹。

（1）去皱手法

①术者运用中指指腹，由下往上以画圈的方式按摩，做 3～5 次。依照嘴角皱纹垂直方向按摩，当皱纹呈横态时，就要纵向按摩；皱纹呈纵态时，就要横向按摩。（图 5-34）

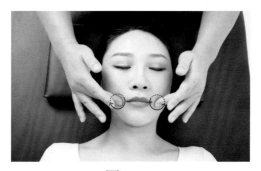

图 5-34

②术者双手中指贴着人中，由中心向外侧推抒 3～5 次。（图 5-35）

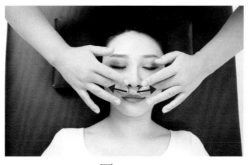

图 5-35

③术者中指由嘴唇下方向两侧推抒，到嘴角侧时向上推抒，可重复 3～5 次，就像是要把嘴角向上拉起，能够起到防止唇周松弛和出现细纹的作用。（图 5-36）

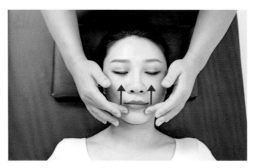

图 5-36

④术者四指合拢，双手从下巴开始向耳朵方向推捋，然后再推到发际处指腹固定住向上方牵拉，停留5秒，反复进行5～8次，以提拉整个脸部的轮廓。（图 5-37）

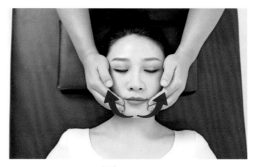

图 5-37

（2）塑形枪去皱

顾客仰卧，术者将仪器调到合适的挡位，把枪头更换成T型去皱探头，一手握仪器柄，另一手拇指和食指扶住枪头，将T型枪头抵在嘴角外侧，扣动扳机，开始发力去皱提升，从嘴角外侧往外上方到耳前。根据顾客嘴角纹深浅程度和耐受情况重复操作2～3次，操作完一侧再以同样方法操作另一侧。（图 5-38）

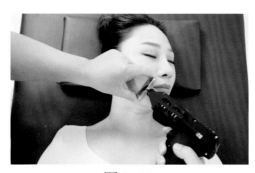

图 5-38

（3）预防方法

①注意营养均衡。

由于干性肌肤的干燥会使皮肤出现干裂，从而产生细纹、起皱等。因此，平时要多喝水，同时调整饮食营养结构，多补充含骨胶质、黏多糖、卵磷脂、维生素、矿物质丰富的食物，多吃瓜果蔬菜，不要挑食，以改善肌肤营养，提高肌肤蓄水能力。

②注意保湿。

每天用护肤霜擦拭脸部几次，保持肌肤湿润，也可抹些甘油，防止干燥。使用具有紧致效果的护肤品，每次涂抹都要用类似于上提拉的动作，这样长时间坚持会有明显的效果。

③保证充足的睡眠。

长期熬夜或睡眠不足，会使皮肤得不到正常的休息和营养供应，嘴角很容易出现弹性下降、松弛现象。

④胶原蛋白的补充。

之所以产生嘴角纹，是因为胶原蛋白流失。因此，平时应该多吃一些富含胶原蛋白的食物，包括猪脚、甲鱼、猪皮、鱼皮等。

⑤卸唇妆时要轻柔。

有很多人喜欢画各种唇妆，但为了卸唇妆，都不得不用化妆棉蘸卸妆水来大力擦拭，这样的行为容易使嘴角出现问题。因此，卸妆时一定不能使用"乱抹"的方法，正确的方法是用卸妆液沾湿化妆棉，再"敷"在嘴唇上，片刻后，沿唇纹生长方向轻轻擦拭。

⑥控制面部表情。

控制面部表情，避免过度夸张的表情，这不仅会减少嘴角纹出现的可能性，也会让人拥有一种沉稳的气质。

⑦面部瑜伽去除和预防嘴角纹。

擦搓嘴唇法：把嘴唇闭好，用一只手的两个手指在嘴唇外轻轻地擦或搓，一直到擦搓的地方变红又感觉发热之后停止动作。（图5-39）这个方法能有效维持嘴部形态，还能使口腔或牙龈的血液循环得到改善。

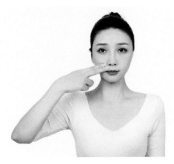

图 5-39

开闭嘴唇法：将嘴最大限度地张开，发"啊"声或呵气，然后再闭合，有节奏地一张一合，每次连续 100 下或持续 2～3 分钟，每天早晚一次，每次说 30～40 遍"欧咿"声。（图 5-40）这两个开闭嘴唇的动作原理是一样的，对维护皮肤弹性有很大的帮助。

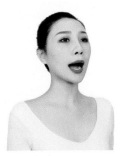

图 5-40

闭唇鼓腮法：鼓起左腮，用力吹气，使气流通过左嘴角呼出，再鼓起右腮，用力吹气，使气流通过右嘴角呼出，反复多次；闭紧嘴唇，两腮用力鼓起，用食指按住嘴角，然后收回，反复多次，可防止腮部肌肉萎缩塌陷。（图 5-41）

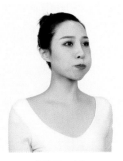

图 5-41

6. 颈部皱纹

颈部向来都是容易被忽略的部位，但实际上颈部皮肤比面部更薄，秋冬也更容易形成皱纹。颈部肌肤十分细薄脆弱，尤其是颈部前面皮肤的皮脂腺和汗腺的数量只有面部的三分之一，皮脂分泌较少，更容易缺水，产生皱纹。颈部的皱纹通常有两种，一种是初期老化的皱纹，十几岁时便开始出现，这种皱纹通常不明显。另一种皱纹则是随着年龄增长而加深，这种皱纹可能非常明显。特别是如果你平时坐姿"固定"，缺乏运动，体重增加，纹路就会提早出现。一年一岁，颈部还会出现松弛、缺水、轮廓感下降的情况。

（1）去皱手法

按摩去除颈纹之前，先要对颈部和双手进行彻底清洁，然后涂抹上颈霜，双手按揉或提拿、揉搓颈部脂肪堆积部位，使脂肪转移消散。

①术者双手食指和中指的指腹分别从两侧颈部的下方，打圈按摩至两侧颈部的上方。（图 5-42）

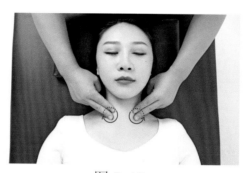

图 5-42

②术者用两只手指将颈纹撑开，然后用另一手食指和中指，在颈纹部位从中间往两侧打圈按摩 3～5 次，颈纹深的地方可以用多抹一些保湿霜，搓揉 5～8 次。（图 5-43）

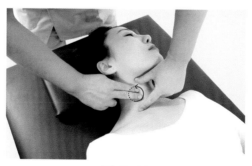

图 5-43

③术者双手四指并拢，从颈部下方开始施加一些力度，左右手交替不断往上推捋，推捋至耳后处适度按压，先操作一侧，再操作另一侧，每侧可重复 15 次左右。（图 5-44）

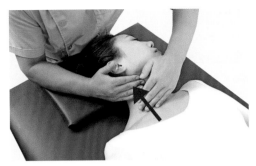

图 5-44

（2）塑形枪去皱

顾客仰卧，术者将仪器调到合适的挡位，把枪头更换成 T 型去皱探头，一手握仪器柄，另一手拇指和食指扶住枪头，将 T 型枪头抵在气管外侧，扣动扳机，开始发力去皱，从颈部气管外侧开始往外上方一直到耳后，从下往上分段覆盖满整个颈部。根据顾客颈纹深浅程度和耐受情况重复操作 2～3 次，操作完一侧再以同样方法操作另一侧。（图 5-45）

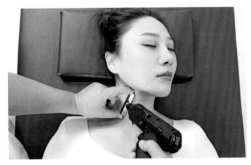

图 5-45

（3）预防方法

①日常要注意防晒。

颈部和脸部一样，长时间待在室外的话，出门前最好多涂些含有抗 UVA/UVB 的保湿乳液，早晚都要往颈部涂抹日霜和晚霜。

②尽量使用较平的枕头。

较高的枕头势必会令颈部呈弯曲状，直接导致皱纹产生，所以尽量要使用较平的枕头。

③注意颈部保暖。

气候较冷、风沙较大时，一定要系好围巾，既防风又保暖，预防皮肤变得干燥。

④保持营养均衡。

保持营养均衡，多补充胶原蛋白，平时多吃富含胶原蛋白的食物，如猪脚、甲鱼、猪皮、鱼皮等，同时要多吃新鲜蔬果，及时补充纤维和维生素C，预防皱纹。

⑤要注意保持良好的姿势和体态。

平时尽量保持抬头挺胸的站姿和坐姿，多按摩放松肩颈部的肌肉，矫正体态，也能减轻颈纹，让肩颈线条更完美。

⑥面部瑜伽去除和预防颈纹。

尽力抬起头到最大幅度，像要亲吻天花板一样嘟起嘴巴，你会感受到下巴到脖子处的皮肤有强烈的提拉感，这个动作一次做3～4秒，做15次即可。（图5-46）

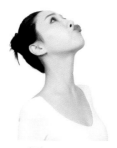

图 5-46

四、面部整体松弛下垂的提升

很多人随着年龄增长，会出现脸部肌肉松弛下垂的情况，脸部松弛下垂的主要原因是胶原蛋白和弹性纤维的不断流失、皮下组织脂肪不断减少，肌肤失去了内部支撑，导致脸部下垂，肌肤变得松弛。面部松弛下垂影响脸部的美观同时也象征着人们进入中老年。那么，面部松弛下垂该怎么办？

1. 面部松弛、下垂的原因

（1）胶原蛋白和弹力纤维蛋白流失

肌肤的真皮层中有两种蛋白，一种是胶原蛋白，一种是弹力纤维蛋白，它们支撑起了皮肤，使其饱满紧致。25岁后，这两种蛋白由于人体衰老进程而自然地减少，细胞与细胞之间的纤维随着时间而退化，令皮肤失去弹性。

（2）皮肤的支撑力下降

脂肪和肌肉是皮肤最大的支撑力，而人体衰老、减肥、营养不均、缺乏锻炼等各种原因造成的皮下脂肪流失、肌肉松弛令皮肤失去支持而松弛下垂。

（3）其他因素

其他因素，如地心引力、遗传性、精神紧张、受阳光照射、吸烟会使皮肤结构转化，最后使得皮肤失去弹性，造成松弛。

2. 面部紧致、提升手法

我们可以对面部肌肉、筋膜进行按摩，由下往上、由内往外地进行提捏、拉伸，促进面部肌肤血液循环，促进新陈代谢。具体手法如下：

（1）颈部

术者双手拇指、食指合力夹住颈部的皮下组织，从胸锁关节上缘开始提捏住软组织往外上方推移，每推一步同时做提拉动作，一直提捏到耳后即可，不能太快，如此反复3～5次。可将颈部区域分为三条线，从下至上，每条线提捏3～5遍，一直将整个颈部前、外侧区域全部覆盖。（图5-47）

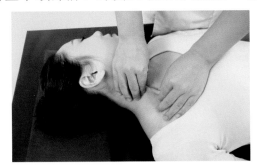

图 5-47

（2）下巴

①术者以拇指关节抵住下巴尖下方，指腹紧扣软组织，从中线向外侧分推至耳下颈侧，可重复3～5遍。（图5-48）

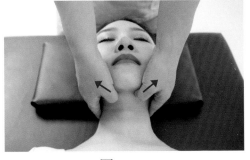

图 5-48

②术者以双手拇指、食指合力夹住下巴处的皮下组织，从中间开始提捏住软组织顺着下巴往外侧推移，每推一步同时做提拉动作，一直提捏到耳下颈侧面即可，不能太快，如此反复3～5次，操作完一侧再以同样的手法操作另一侧。（图5-49）

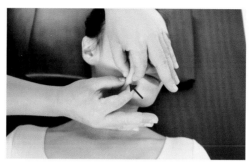

图 5-49

③术者以双手拇指、食指合力夹住颏唇沟处的皮下组织，提捏住，顺着下颌往外上方推移，每推一步同时做提拉动作，一直提捏到耳下颈侧即可，不能太快，如此反复3～5次，操作完一侧再以同样的手法操作另一侧。（图5-50）

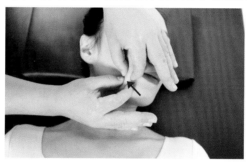

（3）脸颊

图 5-50

术者双手拇指、食指合力夹住鼻翼旁脸颊的皮下组织，提捏住，顺着颧骨往外上方推移，每推一步同时做提拉动作，一直提捏到鬓角处即可，不能太快，如此反复3～5次，操作完一侧再以同样的手法操作另一侧。（图5-51）

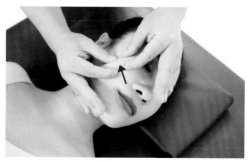

图 5-51

（4）眉眼部

①术者双手拇指、食指合力夹住下眼眶内眦的皮下组织，提捏住，顺着下眼眶往外上方推移，每推一步同时做提拉动作，一直提捏到鬓角处即可，不能太快，如此反复3～5次，操作完一侧再以同样的手法操作另一侧。（图5-52）

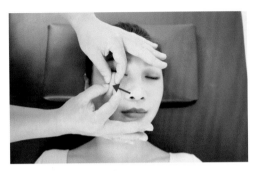

图 5-52

②术者双手拇指、食指合力夹住上眼眶内眦和眉头的皮下组织，提捏住，顺着上眼眶往外上方推移，每推一步同时做提拉动作，一直提捏到鬓角处即可，不能太快，如此反复3～5次，操作完一侧再以同样的手法操作另一侧。（图5-53）

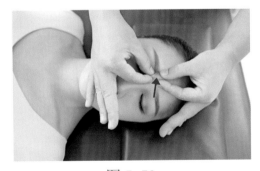

图 5-53

（5）额部

术者双手拇指、食指合力夹住额部皮下组织，提捏住，从下往上推移，每推移一步同时做提拉动作，一直提捏到前发际处即可，从内往外，每条线提捏3～5遍，一直将整个额部区域全部覆盖，若皮下组织较少，难以提捏起来，可将额部软组织往上推挪，固定在帽状腱膜处。（图5-54）

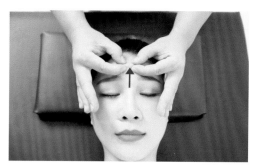

图 5-54

（6）安抚和固定

术者双手手指并拢整体从下巴处至下往上提拉至帽状腱膜处固定，然后双手重叠轻轻按压额头安抚结束手法。（图 5-55）

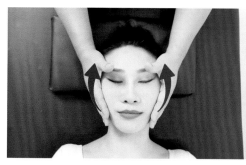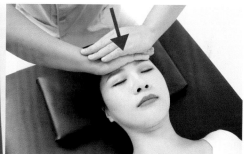

图 5-55

王红锦经验：

面部软组织（皮肤、筋膜、肌肉等）地提捏是由内往外、由下往上的，每个部位的动作可重复 3～5 次，动作要柔和渗透，做到面部微微发红、发热为佳。在操作面部软组织美容塑形前先按摩放松肩颈头面，再矫正头面部骨骼，然后再操作面部美容，塑形效果会事半功倍。

3. 面部松弛、下垂的预防

（1）注意皮肤清洁

要注意皮肤的清洁工作，如果脸部的油污多、灰尘重的话会导致皮肤的毛孔堵塞，这样会导致皮肤的张力缺失，也就导致皮肤没有弹性而松弛。

（2）做好防晒工作

紫外线会损害皮肤，导致肌肤松弛下垂，所以，无论春夏秋冬，一定要做好防晒工作。每次出门之前提前抹上防晒霜或者隔离霜等防晒产品，出门也要撑伞（选择防紫外线的遮阳伞），必要时可戴帽子、墨镜。

（3）用冷热水交替洗脸，紧致肌肤

在洗脸的时候，可以先用适当温度的热水洗脸，将毛孔打开，然后用冷水冲几下，将毛孔收缩，接着用手掌轻轻地拍打脸部。常使用这个方法洗脸能使脸部变得更加紧致，防止肌肤松弛下垂。

（4）注意饮食

不要暴饮暴食，多吃一些富含蛋白质和维生素C的食物，对抗皮肤氧化松弛，从而保持皮肤的弹性。

（5）面部按摩

每天晚上睡觉之前可以做一些脸部按摩，这样不仅可以促进脸部的血液循环，同时也可以让脸部的皮肤保持弹性。

（6）睡眠要充足

睡眠不足会导致内分泌失调，从而导致皮肤抵抗力变差，也会致皮肤松弛、无光泽、无弹性。

（7）保持心情愉悦，注意面部表情

保持轻松愉悦的心情，减缓人体衰老。注意管理面部表情，很多皱纹和下垂的产生与面部表情有着很大的关系，不要经常眯眼、皱眉、狂笑、撇嘴等。

（8）使用紧致面霜改善面部松弛

使用紧致面霜能改善面部松弛现象，在使用紧致功能面霜时，要将日霜和晚霜区分开来使用，这因为日霜和晚霜是有不同功能的。日霜在修复肌肤细纹、紧致肌肤的同时，还具有抵御紫外线的功能，防止皮肤因过度的阳光暴晒提早老化。晚霜没有 SPF 系数，但是含更多营养成分，在夜间深层修复，有少数晚霜还添加了轻微去角质，增强血液循环功效。

（9）面部紧致瑜伽操

脸颊操：用指腹按捏笑肌处，并发出"呀、呜、依"的声音，可训练肌肉，延缓肌肤下垂。（图5-56）

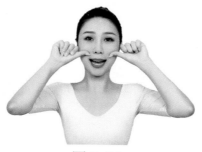

图 5-56

咬牙操：嘴巴横向慢慢张开到底后停十秒钟，尽量做到最大的动作；闭上嘴巴用力咬紧牙齿后，用力停十分钟，这可以帮助消灭双下巴，搞定脸部松弛的问题。（图 5-57）

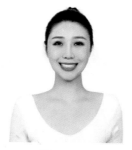

图 5-57

舌操：使用指尖压往下巴，一面让舌头的尖端用力，尽量地伸出舌头；把舌头往左下方向移动，让嘴巴四周的肌肉更加坚硬；将舌头向右方旋转，保持这样的动作，坚持每天锻炼几组，打造完美的下巴线条和颈部线条。（图 5-58）

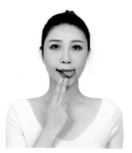

图 5-58

五、医美去皱

1. 注射除皱

这是近年来流行的一种"午餐式"美容方式，通过注射玻尿酸、肉毒素、胶原蛋白等微整形除皱方式来解决表面皱纹，还可以有效填充皱纹。微整形是一种快捷的除皱手段，但维持的时间比较短，效果维持在 6 ～ 12 个月，需要定期重复注射才能维持效果。

2. 射频除皱

射频除皱方法是一种物理方法，它作用于真皮深层和深部的纤维隔，达到立刻收紧真皮和纤维隔而重塑面部皮肤形态的效果，主要适用于假性皱纹、皮肤收紧和面部提升等。通过射频除皱可获得光滑而又质感的皮肤，一般情况下需要 5 ～ 8 次的治疗才会有比较明显的效果。

3. 除皱手术

射频除皱和注射除皱虽然也能有效解决除皱问题，但只是针对一般浅层的皱纹，不能根本性解决深层皱纹，更无法对面部提升、改善面部下垂松弛有明显效果。除皱手术通过在发际线开 3 个小口介入，直接作用于皮下软组织，比那些单纯的注射效果明显，而且维持时间长达好几年。

4. 电波拉皮除皱

电波拉皮除皱是运用等离子射频技术而进行的，这种方法一般是通过整形来对皮肤各个部位的皱纹进行去除，可以有效解决的皱纹类型，如鱼尾纹、法令纹、抬头纹、颞部皱纹、下巴纹、眉间纹、嘴角皱纹等。电波拉皮除皱是非剥离性及非侵入性的拉皮技术，具有非手术、非侵入、不出血、不针刺、舒适等特点。

六、面部去皱与提升的日常养护

1. 多摄取具有抗氧化功效食物

维生素 C、维生素 E、绿茶多酚、葡萄多酚等，都是具有抗氧化功效的成分，可以多吃水果，摄取这些成分；由于葡萄多酚存在于葡萄籽内，建议喝葡萄汁，连葡萄籽一起打汁，这样才能有效摄取葡萄多酚。

2. 减少过氧化物形成

过氧化物是造成自由基的主因，如果可以尽量避免，这样可以有效预防细胞氧化，如少抽烟、少吃油炸食物等，都可以有效避免体内过氧化物的形成。

3. 随时注意保湿

每天摄取 2000 毫升的水分，并且随时携带保湿产品，适时补充，避免肌肤出现干燥的细纹，可用纸膜泡化妆水，做一个 5 分钟的保湿小面膜。

4. 适度去除角质

视自己的肌肤状况适度去角质，去角质时不一定要全脸进行，针对局部即可。判断肌肤何时、何处该去角质的简单方法：脸部肌肤变得粗糙、毛孔变得明显、有粉刺出现时，都是该去角质的症状。

去角质能让肌肤瞬间焕然一新，能帮助保养成分更好地被吸收，但很多时候，去角质也会令皮肤变得糟糕，并不是所有肤质的人都适合经常去角质：第一种是柔软的皮肤不用去角质；第二种是脆弱的皮肤不可去角质，如粉刺痘痘皮肤和红血丝皮肤；第三种是已经去过角质的，如用过有去角质功能的专门化妆水或者美白用品的皮肤。

5. 做好肌肤防晒

在户外时，要尽量避免肌肤曝晒在阳光下，宁可多走两步到有阴影的地方，尽量选择具有遮蔽性的衣物，无法用衣物遮蔽时就要涂抹防晒产品。

6. 睡眠要充足

睡眠期间是肌肤每天自我修护的关键时间，睡眠也可以有效帮助肌肉放松。当肌肤疲累时会显现纹路，而疲累产生的纹路经过充足的休息后，就可以获得改善。

7. 清洁动作要轻柔

每天清洁肌肤时，要避免过度拉扯肌肤，建议做清洁动作时用中指及无名指的指腹，这样不会造成肌肤的负担。

8. 避免抠抓肌肤

当肌肤出现不舒适时，要避免用手指搔痒、抠抓，因为这些动作都很容易破坏肌肤的组织结构，造成肌肤松弛，甚至留下疤痕。

9. 适度按摩

要有效避免表情纹出现，可以在肌肤容易出现表情纹的部位（如眉头、眼尾、嘴角等处），适时按摩来改善和预防。

10. 经常轻抚脸庞

舒缓肌肉压力有助于避免表情纹的产生，透过手部轻抚肌肤，可以有效分散神经传导的注意力，进而放松肌肉，避免表情纹的产生。

七、自制去皱面膜

1. 橘子皮蜂蜜去皱面膜

材料：橘子一个，医用酒精少许，适量蜂蜜。

做法：将橘子连皮一起捣烂，倒入少许医用酒精，再加入适量蜂蜜，放入冰箱一周后取出使用。

功效：该面膜涂抹在脸上，既可润滑皮肤，还能除皱纹。

2. 香蕉橄榄油去皱面膜

材料：香蕉一个，半匙橄榄油。

做法：将香蕉去皮捣烂后，加半匙橄榄油，一起放入碗中，搅拌均匀后，涂在脸上。

功效：该面膜有去皱的效果。

3. 丝瓜汁蜂蜜去皱面膜

材料：丝瓜、酒精、蜂蜜、麦粉。

做法：丝瓜汁混合酒精及蜂蜜后涂在脸上，变干后，再用清水洗净。也可以将新鲜丝瓜榨汁，加一匙麦粉搅和，然后涂于面上 15 ～ 20 分钟，再用温水清洗干净便可。

功效：该面膜可令肌肤光滑，而且不长痘。

4. 西红柿蜂蜜去皱面膜

材料：西红柿、少许蜂蜜。

做法：将西红柿切碎，压成汁，再加入少许蜂蜜调匀，涂抹于面部。

功效：该面膜有不错的去皱效果。

八、去皱食疗配方

1. 大枣百合粥

材料：大枣 12 枚，小麦仁 60 克，甘草（干品）、百合（干品）各 10 克，红糖 30 克。

做法：将甘草、百合洗净，共煎汁；洗净大枣、小麦仁；将大枣、小麦仁、药汁及红糖一起放在砂锅内，同煮成粥。

服法：趁热食用，每日 1 ～ 2 次。

功效：本品可益气健脾、宁心安神、除烦润肤，久用可改善不良情绪，增进食欲及使皮肤红润细白，还可防止皮肤衰老，减少皮肤皱纹。

2. 薏苡仁莲子百合粥

材料：薏苡仁 20 克，百合 5 克，莲子 6 克，枸杞子、冬瓜仁、甜杏仁粉各 10 克，大米 100 克。

做法：将薏苡仁、莲子放碗内，加水适量置蒸锅蒸熟，再与洗净的百合、枸杞子、大米同煮粥，粥熟后调入冬瓜仁、杏仁粉再煮片刻即可。

服法：每日服 2 次，早晚空腹食用。

功效：本品可美肤去皱、光泽皮肤、美肤驻颜。

3. 杏仁牛奶芝麻糊

材料：杏仁 150 克，核桃 75 克，白芝麻、糯米各 100 克（糯米先用温水浸泡 30 分钟），黑芝麻 200 克，鲜奶 250 克，冰糖 60 克，水适量，枸杞子、果料各适量。

做法：先将芝麻炒至微香，与上述原料一起捣烂成糊状，用纱布滤汁，将冰糖与水煮沸，再倒入糊中拌匀，撒上枸杞子、果料文火煮沸，冷却后食用。

服法：每日早晚各 100 克。

功效：本品可润肤养颜、延缓皮肤衰老、抗皱去皱。

4. 美肤去皱饮

材料：芹菜、花椰菜、西红柿、红葡萄、柚子、橘子、蜂蜜、牛奶各适量。

做法：将芹菜、花椰菜、西红柿、柚子、橘子同搅汁；葡萄单独榨汁备用；将蜂蜜和牛奶加温水调匀；以上混合均匀即可饮用。

服法：每日 1～2 次。

功效：本品可丰肌泽肤、减少皮肤皱纹，经常服用能去皱丰肌，使皮肤嫩白红润、富有光泽。

第三节 面部瑜伽

面部瑜伽是指一些简单的适用于面部的瑜伽妙方，面部瑜伽通过面部锻炼、按摩和放松相结合，有助于改善面部轮廓和紧致皮肤，是一种安全自然的方式，可以让人看起来更年轻，并促进整体健康。

一、面部瑜伽的功效

面部和颈部有57块肌肉，正如我们通过瑜伽或健身房锻炼身体的肌肉一样，面部肌肉也需要锻炼以保持强壮、紧致和提升。面部皮肤比身体皮肤细腻得多，主要分为三层：第一层是表皮，它是由细胞构成的外层皮肤；皮肤的第二层是由结缔组织构成的真皮，以及由弹性蛋白和胶原蛋白构成的神经末梢；第三层是皮下组织，主要由脂肪组织、肌肉和筋膜构成。

在面部瑜伽中，我们锻炼了三层皮肤。锻炼所有皮肤层会增加血液循环，增强氧气供应，并刺激胶原蛋白和弹性蛋白，从而使皮肤更紧致、更光滑。

由于面部表情的重复、阳光伤害、脱水、衰老、疾病和其他原因，脸上可能会出现皱纹。面部瑜伽练习为我们提供了一种护理面部肌肉、改善血液循环和皮肤纹理的方法，并以自然的方式改善我们的肌肤状况。

当我们通过面部瑜伽锻炼面部肌肉时，肌肉会变得紧致，从而减少皱纹和细纹，让人看起来更年轻。每个人都会衰老，但是我们可以通过多种方式来保养脸部，就像照顾身体一样。

练习面部瑜伽主要有以下四大功效：

1. 提升面部，减少皱纹和细纹

通过面部瑜伽中的练习，面部肌肉得到锻炼和提升，附着在肌肉上的皮肤也得到提升并变得紧致，减少脸上的皱纹和细纹。

2. 改善循环和代谢

经常锻炼和按摩面部和颈部有助于促进血液循环，同时还可以促进淋巴流动，有助于清除毒素，减少浮肿和黑眼圈。

3. 增加面部皮肤弹性

面部瑜伽可改善和增加胶原蛋白和弹性蛋白，让皮肤弹性和状态变得更好。

4. 放松肌肉，减轻压力，增加面部活力

在面部瑜伽中，我们通过按摩和点穴放松肌肉，这有助于减轻紧张，促进血液循环，让皮肤焕发光彩。

二、面部瑜伽的方法

1. 上抬眉眼

右手的手指放在前额，保证脸是朝向正前方不动，眼睛向上看，此时能感受到眉毛向上和向下的运动，重复30次。（图5-59）这个动作可以放松前额肌肉，有效防止抬头纹。

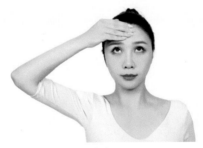

图 5-59

2. 点拍眼周

用两根或者三根手指的指腹轻轻地点拍眼眶周围和额头的肌肉，顺时针和逆时针方向各点拍30秒。（图5-60）这个动作可以有效防止眼睑下垂、黑眼圈、眼袋。

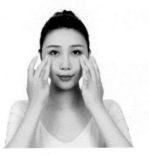

图 5-60

3. 抚平眼尾

　　将中指和无名指放在眼尾处，轻轻将手指向后上方提拉，保持 5 秒，可重复做 10 ～ 15 次。（图 5-61）这个动作可以起到抚平鱼尾纹的作用。

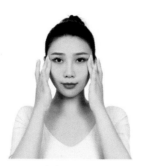

图 5-61

4. 上提苹果肌

　　用中指和无名指按住脸颊的苹果肌，用指腹的力量轻轻向上提，保持 5 秒钟，可重复做 10 ～ 15 次。（图 5-62）这个动作可以起到锻炼苹果肌的作用，让人看上去年轻、更有活力。

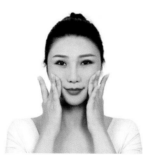

图 5-62

5. 河豚脸

　　用尽可能多的空气填充脸颊的一侧，眼睛看向对面，如果左脸颊充满空气，眼睛应该向右看，脸要挺直，不要转动，保持 5 秒钟，然后将空气移到脸颊的另一侧，在移动的同时，也将眼睛转向相反的方向，重复练习 5 ～ 10 次。（图 5-63）这项运动有助于通过增加脸颊区域的血液循环，紧实脸颊。

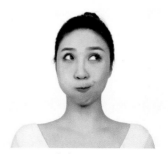

图 5-63

6. 撅嘴与抿嘴

先撅起双唇呈一个O型，（图5-64）然后保持嘴唇合在一起向两边微笑，持续做30秒，（图5-65）再将嘴唇抿在一起，类似涂完唇膏或者口红抿唇的小动作，持续做30秒，（图5-66）用这个小动作让嘴唇更加性感，同时帮助嘴唇附近的皮肤更加紧致。

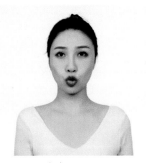

图5-64

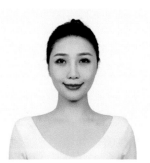

图5-65

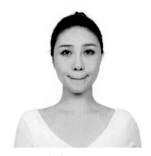

图5-66

7. 亲吻天空

放松并保持背部挺直，头稍微向后倾并朝向天空，亲吻天空10～15次，然后将头部恢复到正常位置。（图5-67）这个面部瑜伽动作可紧致颈部肌肉和淡化法令纹。

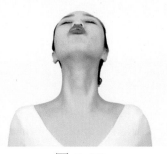

图5-67

8. 紧致颈部

坐直，仰头仰视，闭上眼睛，双手按握住颈部两侧，轻轻拉伸皮肤，张开嘴唇3～5秒，再闭上，重复练习5～10次，然后恢复到中立位置。（图5-68）这个动作可以紧致颈部和下巴周围线条。

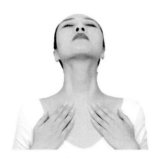

图 5-68

9. 淋巴排毒

头朝上，张开双手从耳朵后面开始，将食指和中指放在耳朵后面，以此为起点，将手向下移过脸颊两侧朝向颈部；向下移时，轻柔地按压皮肤，一旦手指到达颈部区域，将脸部移回中立位置，重复练习10～15次。（图5-69）身体的淋巴系统负责排出体内的毒素，还可以抵抗攻击身体的病毒或细菌。在本练习中，我们将重点放在位于颈部和面部区域的淋巴结。

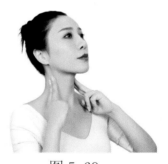

图 5-69

10. 头皮按摩

先将双手平放在额头上，用指尖轻轻按压皮肤，然后双手慢慢向上移动到头发上方的前额，直到到达颈部的后面，吸气，到达脖子后部时呼气，重复练习10次。（图5-70）按摩头部，可以刺激大脑并增加头皮上的血流量。

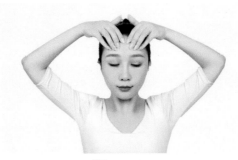

图 5-70

11. 耳朵按摩

用手指按住并挤压两个耳垂,将手指抓住耳朵快速向下拉开,重复练习5次。（图 5-71）如果平时压力过大,可以按摩双耳约 3～5 分钟,以舒缓压力。耳朵和脖子一样,常被人忽视,做耳部按摩可以刺激血液循环,平静心灵。

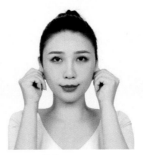

图 5-71

12. 面部放松训练

微微张开嘴巴、眼睛到你觉得放松的程度,选一个关注点,最好的位置应该和视线水平,以放松的方式盯着凝视物5分钟,放松面部,让全身也处于冥想状态。（图 5-72）通过这个面部瑜伽练习,彻底放松面部肌肉是练习的目标。

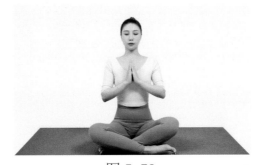

图 5-72

三、面部瑜伽的注意事项

1. 做面部瑜伽最佳时间

　　早晨起床后，人体血液循环较为畅通，是做脸部运动的最佳时刻，晚间沐浴后的时间也十分合适，配上点轻松舒服的音乐，能够让你的锻炼更加愉快。为了获得好的效果，建议每天（早上或晚上）进行面部瑜伽练习，让它们成为日常生活中放松和滋养的一部分。

2. 做面部瑜伽前给面容充分滋润

　　在做面部瑜伽前，面部要得到充分的滋润才能达到良好的按摩效果，要是面部特别干燥，做起来不仅不会紧致面部轮廓，还会使面部出现干纹，所以面部的基础保养工作一个工序都不能少，如果时间富余，可以多拍几遍化妆水。

3. 做面部瑜伽前，要提前搓热手部

　　在双手按摩之前要将双手搓热，这样才能使脸部涂抹的成分充分地发挥出来，而且手的温度能加速血液循环，有效地排除水肿，达到塑造小脸的效果。

4. 第一次最好照镜子练习

　　对于初次尝试面部瑜伽的人来说，最好对着镜子来练习，这样有助于练习的熟练，还能保证面部瑜伽动作到位，对着镜子练习，发现了问题及时纠正，以确保达到较佳的效果。

5. 面部瑜伽练习速度要慢

　　俗话说过犹不及，所以，面部瑜伽的练习速度一定要慢，要确保面部肌肤每个部位都得到充分的伸展，才能达到脸部轮廓紧实小巧的效果。

6. 面部瑜伽一次适合做多长时间

　　我们花在面部瑜伽练习上的时间在很大程度上取决于自己的关注点，如果专注于一个区域，可能需要 5 分钟，如果做完整的面部瑜伽，则可能需要 10 ～ 20 分钟。

王红锦经验：

面部瑜伽会让面部肌肉发生变化，减轻面部肌肉的紧张感和浮肿，持续做面部瑜伽大约两周后，改善会变得明显，然后皮肤状态会变得越来越好。每次完成面部瑜伽练习后，如果还有时间，请尝试面部按摩，这将有助于面部血液循环和皮肤焕发光彩，从而让你更年轻！

面部瑜伽想要达到最佳效果，需保持规律练习，让这些练习成为日常护理的一部分，当然，还包括均衡的饮食、摄入大量的水以保证皮肤有足够的水分，日常用防晒霜，以保持年轻、健康、容光焕发的肌肤！

参考文献

[1] 王红锦. 徒手整形实用技术 [M]. 长春：吉林科学技术出版社，2015.

[2]（宋）麻衣道者，金志文（译注）. 图解麻衣神相 [M]. 北京：世界知识出版社，2010.

[3]（宋）袁柳庄，金志文（译注）. 柳庄神相 [M]. 北京：世界知识出版社，2013.

[4] 刘树元. 人体解剖学学习精要 [M]. 北京：中国科学出版社，2006.

[5]（美）约翰·汉森. 奈特解剖学手册（第5版影印）[M]. 北京：北京科学技术出版社，2019.

[6]（美）克莱，（美）庞兹. 基础临床按摩疗法 [M]. 天津：天津科技翻译出版公司，2004.

[7] 王红锦. 产后康复技术指南 [M]. 南昌：江西科学技术出版社，2022.

[8] 赵毅，季远. 推拿手法学 [M]. 北京：中国中医药出版社，2016.

[9] 范炳华. 推拿治疗学 [M]. 北京：中国中医药出版社，2016.

[10] 何黎. 皮肤美容学 [M]. 北京：人民卫生出版社，2008.

王红锦系列书籍推荐

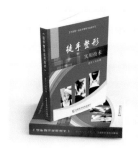

《徒手整形实用技术》

作者：王红锦

定价：358 元

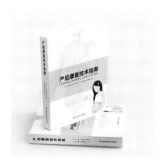

《产后康复技术指南》

作者：王红锦、刘高冲、王艳艳、李云

定价：358 元

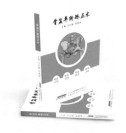

《骨盆平衡矫正术》

作者：王红锦、刘高冲

定价：198 元

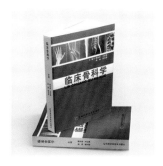

《临床骨科学》

作者：解自新、王红锦、袁翔、袁文昌

定价：98 元